NO CURE FOR BEING HUMAN

(And Other Truths I Need to Hear)

我和我最後的人生

35歲癌末教授的
抗癌故事與生命體悟

凱特・鮑樂——著
謝慈——譯

KATE BOWLER

國家圖書館出版品預行編目(CIP)資料

我和我最後的人生：35 歲癌末教授的抗癌故事與生命體悟 / 凱特・鮑樂 (Kate Bowler) 著；謝慈譯 . -- 初版 . -- 臺北市：遠流出版事業股份有限公司，2023.03

面； 公分

譯自：No cure for being human : (and other truths I need to hear)

ISBN 978-957-32-9950-9(平裝)

1.CST: 鮑樂 (Bowler, Kate) 2.CST: 癌症
3.CST: 病人 4.CST: 傳記

417.8 111021795

我和我最後的人生：
35 歲癌末教授的抗癌故事與生命體悟

作　　者——凱特・鮑樂
翻　　譯——謝慈
主　　編——周明怡
封面設計——江孟達
內頁排版——平衡點設計

發 行 人——王榮文
出版發行——遠流出版事業股份有限公司
104005 台北市中山北路一段 11 號 13 樓
郵政劃撥／0189456-1
電話／02-2571-0297・傳真／02-2571-0197
著作權顧問——蕭雄淋律師

2023 年 3 月 1 日　初版一刷
售價新台幣 380 元（缺頁或破損的書，請寄回更換）

YLib 遠流博識網　http://www.ylib.com　e-mail:ylib@ylib.com

獻給支持我的飛扶壁
雀兒喜與凱瑟琳
你們從外而內地建造了我

好評推薦

憑著優雅、智慧和幽默，凱特．鮑樂鼓勵我們減少對自助書的盲目追隨，並教會我們身為人的意義。

——亞當．格蘭特，紐約時報暢銷書《逆思維》作者

有天晚飯後，我開始閱讀這本書，我一動不動地讀著，直到讀完最後一頁。當我終於放下這本傑作時，我認為凱特．鮑樂是我們唯一可以信任、告訴我們真相的人。鮑樂是一位先知，她的新作是對世界的另一份真正的禮物。這本書將打開心靈，溫暖人心。

——格倫農．道爾，紐約時報暢銷書《我，不馴服》作者

凱特·鮑樂付出了巨大的代價，成為一位具有非凡靈性智慧的作家，而且有著驚人的幽默感和充滿愛的心。她讓我充滿了希望。

——安·拉莫特，紐約時報暢銷書《寫作課》作者

凱特·鮑樂拒絕有毒的正向。相反的，她讓我們明白了一個更真實的事實：我們不可能一直保持正向，所以就這樣吧。

——凱莉·柯利根，紐約時報暢銷書《當時應該說出口的話》作者

凱特·鮑樂是少見能以驚人的誠實和輕鬆的態度探索艱難主題的作家。她為人類經驗帶來了深刻的洞察力和愛。

——葛瑞琴·魯賓，紐約時報暢銷書《過得還不錯的一年》作者

在一種要求我們不斷努力和改進的文化中，凱特．鮑樂了解到我們自己的痛苦既不是失常也不是機會，而是生活中的事實。地球上沒有人像凱特．鮑樂那樣看待我們的人性。

——諾拉．麥肯納利，《悲慟的保存期限》作者

帶著幽默和勇氣，鮑樂講述了她在三十五歲時診斷出四期癌症的故事，這迫使她重新審視自己（和我們）的生活方式。這是關於當你預設的一切突然出現問題時會發生什麼事的精采檢視。

——蘿蕊．葛利布，《也許你該找人聊聊》作者

鮑樂為正能量提供了另一種選擇：誠實，並帶有神祕和幽默。

——紐約時報

那些需要被喚醒的人會在這令人驚嘆的故事中有所啟發。鮑樂有堅定的信仰，但令人耳目一新的寫作未讓人感到明顯的宗教色彩。她強調了按照自己的方式生活的重要性。

——出版者周刊（星級好評）

面對不確定性，對生活進行明智而諷刺的思考。像其他遭受創傷性的失去或疾病的人一樣，鮑樂認識到，「我們所經歷的事，往往不是出自我們自己的選擇」。這是一本感人的生存回憶錄。

——科克斯書評

我和我最後的人生

目錄

Contents 目錄

作者的話

所有的記憶都無法倖免臣服於記憶的變幻多變。身為歷史學家，我盡力追求歷史專業領域的精確標準。我很依賴自己的病歷紀錄、日記和訪問來重構我的診斷和治療，希望越精確越好。為了保護朋友和仇人的隱私，我改變了一些足以辨識身分的細節，並使用了下列的假名：琳達、凱特琳、卡特萊特醫生、德瑞克、史帝夫、派翠克與馬克思。

前言

我是歷史系教授，因此打從骨子裡就很清楚：沒有什麼是無法避免的。歷史的創造者們總是凝視著充滿不確定性的未來，不會有神聖的彗星為他們照亮前方的路徑。對大部分的人來說，這似乎是個好消息。我們可以一而再、再而三地做出選擇。

在小孩誕生前，在罹癌前，在新冠疫情前。在這些之前。以前我曾認真、聰明而無知地認為：人生就是一系列的選擇。我掌控著自己的人生，直到某一天，我再也沒辦法。我曾對無限選擇感到有些負擔，卻發現我的選擇並不多。我受困於這副軀體、這棟房子和這段人生。

美國文化中有許多關於打造完美人生的理論，都廣受歡迎。假如你學會征服自己的極限，就能擁有一切。在你床邊的一大疊自助書籍中，或是你的收件匣深處，似乎潛藏著無窮盡的可能。當你在繁忙的交通中握住方向盤，練習新的呼吸方法時，或是想到自己其實應該在黎明時刻好好運動時，以上想法彷彿都在對你嘲弄。

我曾經在機場的書店中，看到許多引導人們追求無限進步的書。有些由靈性導師所寫，揭示上帝對我們人生唯一的計畫和目的：「相信上帝，道路自然會浮現。」其他書則呼籲我們採取瘋狂的行動，總是有海洋要探索、有高山要征服，還可以搭飛機飛上高空。這些書告訴我們要把握當下、及時行樂（carpe diem），試試一週工作四小時來逃離日常雜務，或是透過最新的研究教我們如何排除分心的事物。許多願望清單上羅列了閃耀的照片，都是一些刺激的活動或壯觀的建築物。許多日曆上寫著提升效率的儀式。許多手札上則寫滿精神導師或產業大亨的遠見和智慧。這些都是人生意義的公式，告訴我們該如何活著，又該如何結束人生。

然而，真相在我的內心某處蟄伏：沒有公式。我們活過，我們被愛過，然後我們逝去。腫瘤未經我的同意就出現，擴散到我的結腸和肝臟。事已至此。每當思及「我們都會倒下」，我就會感受到一絲恐懼。

這件事會發生在每個人身上。我們都會生病，也會變老。我們沒辦法懷上孩子，沒辦法交往下去。我們錯失錄取某間學校或工作的機會。我們的父母在我們有機會好好認識他們之前就過世，我們的孩子忘了我們的愛。我們在還沒學會獨立之前，就失去某些重要的人。

我想相信自己是獨立的，但卻身陷網羅中，我所做的每一個選擇都牽扯其中。這是個好決定嗎？這個選擇能帶來幫助嗎？假如網羅解開，誰會因此受苦？我並非獨自一人。此時此刻，我可以聽見丈夫托班的聲音，先是沉重的腳步經過走廊，接著是洗澡的柔和水聲。我的稚子查克全身包裹著棉被，像隻小狗那樣蜷縮在我腳邊，一頭金髮在清晨的陽光中閃耀著。電腦的螢幕上隱約反映出整個房間，一疊又一疊陳舊的書籍，牆壁上貼滿了我姊姊的水彩畫作，畫著：我丈夫和我的青少年時期、我父親在世界最大的諾亞方舟上抱著我、我像個仁慈的動物園管理員那樣抱著穿泰迪熊睡衣的查克。我四下張望，想著：這些都是我做出的選擇，都是我愛的人。無論多麼稍縱即逝，我都希望他們相信：一切都有意義。我的人生已經足夠。

當然，事實並非如此。

不管把什麼加進去都不夠。我希望有人告訴我，人生的盡頭是複雜的等式。幾年縮減成幾個月，幾個月縮減成幾天，而你必須開始倒數。我所有的夢想和抱負、友情和微不足道的爭吵、假期，以及陪著穿恐龍睡衣男孩的床邊時光，都必須被縮減到幾個小時、幾分鐘、幾秒鐘。

我該如何度過這些時間？

1

活出美好

我躺在杜克大學醫院的手術房裡，醫生探頭進來，先是一臉抱歉地對我微笑，才打開頭上的日光燈。時間是凌晨四點，我在醫院的第二個晚上即將結束，但醫院裡本來就沒有人能正常睡覺。我們只能斷斷續續地睡，不時被陌生的聲音打擾，得不到真正的休息。

你的出生年月日是？從一到十，你的痛苦大約是幾分？

從小到大，假如你把我從午睡中叫醒，我都能立刻告訴你我的生日。

我張開眼，看見一張孩子氣的臉。醫生穿的白袍尺寸大了些，雙眼有點迷濛，或許是因為才剛剛起床，或是值了一夜的班。

「一九八〇年六月十六日。」

「沒錯，」醫生說，接著停頓了一下。「所以……你三十五歲。」

我點頭，眼眶開始泛淚。我趕忙把淚水擦掉。*現在不是哭的時候。*

「如果你們一直幫我補充水分，我就會一直哭，」我解釋道。「或許接下來幾天都讓我稍微脫水吧。」

醫生忍住笑，開始翻閱我的病歷。「患者會在進食後感到腹部疼痛。體重顯著減輕。噁心及嘔吐。超音波未顯示膽結石或膽囊炎，但肝膽道掃描後建議手術移除膽囊……接著進行了電腦斷層掃描。」

「不，」我更正他。「我人生中第一次對外科醫生大吼大叫，說如果不掃描就不離開他的辦公室，所以他才安排掃描。」

那是我人生中最戲劇化的對質，嚴肅的外科醫生雙手抱胸，而我大聲要求接受治療。已經五個月了，而且我的體重輕了三十磅。我受夠了疼痛的折磨。「我沒辦法再忍下去了。」當醫生們親切地推著我走時，我一次又一次地說。

年輕的醫生看了我一眼，接著回到我的病歷。

「掃描顯示肝臟有多處局竈性損傷，最大的位於尾狀突和肝臟右葉。另外也有數個離散的亞釐米病灶，有些在肝臟周圍，有些則在肝被膜下。左側橫結腸的大型腫塊是造成功能性阻塞的原因，也因此造成疼痛，」他很快地抬頭看我，「而局部淋巴結則出現疑似腹膜癌化的早期徵象。」

心律監測器發出溫柔的嗶嗶聲。

我緊張地清喉嚨：「呃，所以，這是我癌症確診後第一次真正討論病情。雖然我已動完手術了」

我慌亂地繼續說。「前天，有個醫生的助理在我上班時打電話給我，說我罹患癌症第四期。但我不知道這是什麼意思，只覺得聽起來像是我身體裡有亂七八糟的癌細胞。大家一直說『病灶』，」我說，「我還沒機會上網查，但病灶到底是什麼意思？」

「腫瘤。我們指的是腫瘤。」

「噢，」我說，尷尬地感受到淚水再次湧出。「好的。那癌症有比四期更糟的嗎？」

「沒有。」

「好的，所以我有最……最嚴重的癌症。」我虛弱地作結。

醫生站了大約一分鐘，用手撥著頭髮。無論他本來計畫要怎麼談，顯然都放棄了。他坐在床邊的一張椅子上，但身體還是挺直，似乎在提醒我們他隨時可以離開。房間裡溫暖但死氣沉沉。我們陷入沉默，讓我有些時間可以仔細打量他。凌亂的頭髮、焦慮的表情、皺巴巴的白袍和全新的球鞋。

他還那麼年輕。老天啊，我們都還太年輕了，不該在這裡討論這些。

「我想問一些問題，如果你不介意的話。」

「請儘管問吧。」

「我想知道我的機率，存活的機率。我想知道自己能不能活下去。還沒有人跟我提到這個。」我試著讓自己的聲音聽起來有些期盼，期盼他的答覆。我不會趕走這個傳信息的使者，這是場同伴間的友善對話。

他停頓了一下說：「我只能參考和你得到相同診斷的人的平均存活率，來回答這個問題。」

「好的。」

「根據我們現有的資料，第四期大腸癌患者的存活率是百分之十四。」

他一邊說一邊環視病房，似乎想找個窗戶爬出去。

「百分之十四的存活率。」我用中性的聲音重複。我的頭好沉重，似乎正努力想把這些字推上陡峭的山坡。百分之十四。百分之十四。我們陷入另一陣沉默。醫生在椅子上動了動。他起身想要離開，但我突然伸出手阻止他。

「嘿！」我說得太大聲了，「我是說，嘿。」

他嚇了一跳，低頭看我。我的手緊緊抓住他的手臂，像項圈那樣。

「我只是……」我又試了一次。「假如你要傳遞像這樣的消息，最好握著我的手。」

他坐回椅子上，小心地握住我的手。我閉上眼睛，回想自己上次在醫院，握著某人不情願的手的情況。那是一位產科護理師，而我一點也不講理。「短促的吸氣！用力吐氣！」她那時大吼著。「你是在笑還是在叫？」兩者皆是吧。但我正在等待某件美好的事物發生。

我睜開眼睛。

「好了，」我說，並且放開他的手。他起身要離開。「等等！等等。在你走之前，我想問一下所謂的存活會是什麼意思？」

他停了一下，表情變得溫柔。

「兩年。」他說。

我不知道他看到了什麼，但他又握住我的手。

「好的，」我終於說。「好吧。」因為我在倒數。

兩年，七百三十天。

存活的新定義如今由一系列的數字組成。兩年後我會三十七歲，會慶祝結婚十五週年，查克會滿三歲。

我翻遍護理師留在我這邊的東西——紙杯裝的蘋果汁、花生醬餅乾、一盒沒動過的果凍，終於找到我的手機。我打開行事曆和計算機，做了簡單的算術：兩次聖誕節、兩個夏天，以及一百零四個星期四。

我躺回床上，深深嘆了口氣。這些時間不夠做任何有意義的事，只能做一些糟糕又微不足道的選擇。

於此同時，托班躡手躡腳走進我的病房，小心翼翼地拿著一杯咖啡。從他的樣子，我了解到他度過了怎樣的夜晚。我把手機藏到棉被下，露出微笑。看見我醒著，他也回以微笑，但看起來有點緊張。這是最近的新習慣。

「我錯過了什麼嗎？」他問，並且來到我床邊，把冰涼的手掌放到我黏答答的額頭上。他皺起眉頭。

「沒有，」我很快地回答。「我的意思是，什麼都還不確定。」

他坐到椅子上，靠著椅背，閉上眼睛。我打量了他好一陣子。在他那張傻乎乎的英俊臉龐上永遠只有三種表情：沉思、困倦，以及我稱為「彈簧床臉」的表情。後者指的是一個成年人準備要在彈簧床上表演空翻，希望每個人都能停下手邊的事來為他歡呼的表情。但我現在看見了另一種表情：憂心忡忡。

到此時為止，我們的人生都無憂無慮。

是的，我們在那年夏天擔任夏令營的小隊輔，並且墜入愛河。這是經典的青少年愛情故事，兩位主角在卡車上握著手，前往鄉間的垃圾場看棕熊吃垃圾。我永遠感謝我們婚禮賓客的寬容，讓我這個二十二歲的新娘唱《最終》（*At Last*）來描述步上紅毯的漫漫長路。接著是我畢業的那一年。然後我又畢業了一次。我們帶著無所畏懼的喜悅度過人生的各種時刻。

但如今，我不再肯定。我想要說：親愛的，我就像個計時器，大聲滴答滴答響著。但這樣會太難承受嗎？如果他知道了，事情會更糟嗎？

我看看整間病房，突然感到不耐煩。「讓我們想個辦法離開這裡。」

托班睜開一隻眼。「不要太勉強了。」

我大聲嘆氣，讓他轉過頭看我。「你才剛動完重大手術，」他開始解釋。「現在應該要好好休息。你的父母在家裡照顧查克，所以你不需要趕回家。就……好好休息吧。」他並不知道時間對現在的我有什麼意義。

「這是我最不想做的事。」我說，並堅定地按下護理師鈴。

——

在我的病房裡，同事和朋友們絡繹不絕，幾乎大部分都是牧師，甚至還有一位主教來炒熱氣氛。他們的禱告快要把我淹沒。他們親吻我潮濕的臉頰，並拿出教會使用的所有性靈道具：治癒和平安的禱告、雙手沉重地放在我的肩膀和頭上請求上帝賜福、用聞起來像聖誕節的聖膏油在我的頭上畫下油膩膩的十字。我覺得當我準備出院時，額頭上一定會有個十字型的青春痘。當他們環繞著我的病床唱聖歌時，我閉上眼睛。有那麼一瞬間，我覺得自己是完整的。

但我緊接著又殘破不堪。當他們離開時，我再次孤身一人，覺得很想放聲尖叫：這是可恥的！這是個笑話！這是世界末日！但其實不是，這只是我自己的末日而已。

我的醫療團隊鄭重告誡我，直到我能吃固體的食物，並且走路不會跌倒，否則不能出院。因此，我用被父親評論為過分熱切的決心朝這個目標努力。很快的，我就能搖搖晃晃地走向房門——然後一陣頭暈目眩，引來護理師的緊急救援。漸漸的，我能吃力地來回在電梯和病房之間，接著是能走到醫院大廳。我發現樓下有星巴克和醫院附設的禮品店。

我現在可以理解，對於禮品店櫃檯的年輕員工來說，看到自己推著點滴架、穿著藍色病人袍的人獨自光顧，的確是讓人不安的場面。特別是這個病人還對著各式各樣的書大聲自言自語，並且開始把書從架上抽出。不是一本接著一本，而是一疊接著一疊。

「我想見你們的經理。」我對著整間店說。年輕人找來了經理，是一位年紀稍長的女士，穿著繡花毛衣。年輕人把經理帶來見我時，圓睜的雙眼似乎暗示著她領的薪水並不包含應付這種場面。

「請問有什麼我能幫上忙的地方嗎，女士？」經理小心翼翼地問我。

但我火力全開。

「是的，謝謝你。我想告訴你，這些書都不適合放在醫院裡賣。」我指著自己丟在地上的一疊基督教暢銷書。為了更全面了解所謂「成功神學」或「豐盛福音」（prosperity gospel）的歷史，我曾仔細地研究和記錄這些書。我花了十年的時間訪問這些書的知名作者，並對他們承諾的神聖喜悅和治癒抽絲剝繭。但這不是我今天的目的。

經理只是盯著我。

「好的，就用這本書當例子。」我用腳踢一踢《活出美好》（*Your Best Life Now*）這本書。電視福音傳道人約爾·歐斯汀（Joel Osteen）的照片在封面上，帶著笑容看著鏡頭。

「這裡說它是《紐約時報》的暢銷書。」經理實事求是地說。

「它寫的是『成功神學』。他說假如你的信仰正確，神就會賜予你金錢和健康。約爾．歐斯汀是美國最有名的成功神學布道者。」我的聲音很尖銳，連我自己都聽得出來。

年輕店員從後方的辦公室探出頭，接著又立刻消失。我深深吸了一口氣。

「一般的情況下，沒問題，我可以應付。但你不能在醫院賣這個。你不能賣這個給我。」我戲劇性地指著自己的病人袍，而經理轉過頭去，似乎想給我一點隱私。

我指著另一本書，再換另一本。「這本書告訴我，可以用聖經的篇章找回自己的健康。這本書說，假如我可以釋放出正向思考，就能擺脫生命中的負面事物。」

「那麼你建議我們該怎麼做呢?」經理開始重新整理被我弄亂的擺設，背對著我問道。

我打量著書店。這些書都在告訴你該如何放下過去、如何活在當下、如何追求更光明的未來。我突然覺得自己必須坐下來。

「讓我挑出那些指責人們應該為自己的疾病負責的書就好。」她讓我這麼做了。當我下次推著點滴架經過書店櫥窗時，《活出美好》被約爾·歐斯汀的新書《你辦得到》(*You Can, You Will*，暫譯)給取代了。

——

美國人從二十一世紀初開始使用「活出美好」(best life now)這個詞，

來描述掌控自己人生的滿足和喜悅。約爾．歐斯汀在二〇〇四年提出這個詞，而幾乎一夕之間，從歐普拉到飲食專家和初露頭角的電影明星，都將其奉為黃金準則。你怎麼知道自己真正活著？你此刻就在活出美好。你可以看見自己的社群帳號上洋溢著你的成就和美滿。

帶小孩去迪士尼樂園！

再次去紐西蘭衝浪！好像永遠不會膩！

週年紀念日快樂，親愛的。你是我最好的朋友、靈魂的伴侶、我的一切。

而根據所有我看過的實境節目，當你遇到自己的前男友，並且被問到「過得好嗎？」，唯一的標準答案就是：我活出美好，馬修。毋需多言。

「活出美好」教條最大的勝利就在於，美國的整個健康產業都被簡潔地濃縮成一句精髓：假如你相信，一切都有可能。從大型教會到「火人祭」（Burning Man）❶都可以看見如此充滿自信的訊息，也出現在自行車健身器材和豪華瑜伽療癒旅行的廣告中。正能量可說是商機無限。

每一年都有數十億美元投注於健康產業，而健康產業所標榜的就是每個人都能臻於完美。我們能整理自己、療癒自己、安排自己、愛自己以及吃得健康，來讓自己變得完整。一九七〇年代，新時代運動（New Age）所標榜的自信心，進入了戰後嬰兒潮世代的反主流文化。這個潮流所應允的承諾大膽而抽象，堅信人的心靈可以克服當代的原罪：自尊低落、平庸和乏味。《紐約時報》暢銷書排行榜上的自助書籍太多，以至於到了一九八四年，報社給了自助書籍獨立的排行榜，讓其他類型的書有出頭機會。很快的，所有好習慣和自我成長哲學，都能成為包山包海的商業王國。原本是形而上的概念被包裝成科學，並且引用了心理學、實驗室和臨床試驗的結果來

❶譯註：美國內華達沙漠中一年一度的盛大藝術祭，得名於焚燒巨大人形木像的儀式，宗旨是提倡社區觀念、包容、創造性、時尚以及反消費主義。

背書。

現代性就像一場狂熱的夢，充滿無限的選擇和無止盡的進步。我們可以學習如何永保青春、永遠成功、追求完美的自己。我們可以愛上東尼・羅賓斯（Tony Robbins）和艾克哈特・托勒（Eckhart Tolle）、喬伊斯・麥爾（Joyce Meyer）和芮秋・霍利斯（Rachel Hollis）[2]。女性可以學到，更好的自己可透過「體重觀察者」（Weight Watchers）[3]的分數、擠進金・卡戴珊（Kim Kardashian）的束腰來衡量，或是透過玫琳凱（Mary Kay）口紅來增強。男性可以像戴夫・藍西（Dave Ramsey）[4]一樣管理財富，學習傑出人士的高效率習慣，或是在住家附近的健身房翻翻輪胎。美國人

[2] 譯註：東尼・羅賓斯，世界級潛能開發專家。艾克哈特・托勒，心靈成長作家。喬伊斯・麥爾，牧師及作家。芮秋・霍利斯，百萬人氣網紅企業家。

[3] 譯註：美國控制體重網站，會依照不同食物給予會員點數以判斷卡路里是否超標。

[4] 譯註：戴夫・藍西，美國理財和企管界信譽卓著的專家。

對於新創和樂觀主義的崇拜，讓美國成了資本主義的天堂。每個人現在都變成電視福音傳道人，傳遞著追求進步的福音。你可以透過控制心智來改變你的處境。健康、財富和快樂的救贖都在一念之間。你會讓自己被拯救嗎？

但我無法戰勝或逃離我的癌症，也不可能靠祈禱讓腫瘤消失。我不可能用信念讓疾病退散。

許多人都相信，信仰是人生唯一的公式。我們不需要害怕人生的不確定性，因為上帝自有計畫。在美國，這樣的主流信念有兩種版本，各自引用了不同的經文、傳統和經驗。第一種版本偏向治療性，認為上帝的計畫是要讓我們快樂，並且受到成功神學和自助思想的影響，相信神聖的力量選中我們，滿懷關愛地密謀讓我們持續向上前進。上帝敦促我們的職涯發展、伴侶選擇和夢想實踐，讓我們獲得即刻和終極的美好。

第二種版本偏向決定論，認為上帝為我們規劃了個人的提升，但這不一定等於快樂。在創造世界前，上帝就已決定了我們的生命和方向。即便看起來像是偶發事件或意外，無論好壞，一切的事物都有一天會揭露上帝對我們最好的期盼。但於此同時，就算看起來很糟，我們都得相信上帝的計畫是「良善」的。我們會受苦，會心碎，會承受無法負擔的失落。我曾經遇過無數受苦的人，都因為相信上帝的計畫而受到撫慰。在這樣的世界觀中，上帝會讓悲傷來教導我們，最後才引領我們到達沒有淚水的天堂。

雖然我相信，人生的每個十字路口都很有意義——每次見面和分離、車禍意外或巧遇邂逅——但我並不相信上帝會滿足每個需求，或防範每次悲傷。從病房裡，我看不見可以帶著我更上一層樓的神聖計畫，也看不見癌症要怎麼讓我成長，或是教導我什麼。無論是好是壞，我都不會得到自己應得的。沒有任何事物能拯救我脫離生而為人的痛苦。

今天將會跟昨天一樣平淡，每一天、每一週都受到前一天、前一週的影響。我們總是喜歡想像自己正在演一齣道德劇，從中吸取教訓，英雄般的主角永遠不會死去。然而，我們實際上卻必須接受，每年都會有一場場的婚禮和喪禮，而大多數的人晚上依然只會待在家看Netflix。

這可以說是一種自由。唯一的問題是，我們該如何承受隨之而來的負擔？

從杜克大學醫院出院的那天，我才意識到自己其實深切渴望擁有一張人生的藍圖。我一直請求醫生讓我回家，在護理師推著我的輪椅通過大門之前，我都感到欣喜若狂。但當我看到托班和我父親時，恐懼隨著戶外的新鮮空氣鋪天蓋地而來。他們跳出車外，仔細打量我，並且請教護理師如何在不撕裂腹部縫線的情況下，幫助我起身和坐下。

「爸，」我說，有點太小聲了。「爸！」

托班正在把我的行李丟進後車廂，老爸則在調整前座的位置，讓我有更多舒展雙腿的空間。老爸看向我。

「我要怎麼知道自己沒有做錯？」我低聲問。

「什麼事沒有做錯？」他回我，整個頭都埋在座椅下。

我突然為自己的答案感到羞愧。

「活著。我不確定自己知不知道該怎麼活著了。」

他們都停了下來，轉頭看我。我的老爸搔搔頭，四下張望，似乎想找些靈感。托班的臉上寫滿了憂慮，看著地板。我們現在都已深入未知的領域。

2

跟時間賽跑

回到家後，家人們忙進忙出，似乎都想靠著做家事來拯救我的生命。我的大家庭裡有一些門諾派信徒，他們都是工作狂，出了名的和平主義和極簡主義者，並且堅信睡午覺會讓上帝失望。我的母親全心全意地洗衣服，而我的公公則不斷檢查籬笆木板上的蟲蛀處。我的弟媳很快就扮演起護理師的角色，這再自然不過，因為她本身就是護理師。她幫我維持了嚴謹的飲食計畫，得按時服藥，只能吃柔軟的食物。查克在奔跑喊叫，從家具上往下跳，踉蹌著像是承受不了他可愛大頭的重量。

我看著他們，覺得昏昏沉沉。

還有什麼是我們該做的嗎？他們似乎都這麼想。

我召開家庭會議，討論我們的相處時光。我們在客廳裡圍成憂鬱的圓圈，還找來一些朋友和親戚來聽我報告。我向他們解釋，我很快就會開始化療，並且會在胸肌裝上稱為「人工血管」的零件，以減緩藥物對靜脈的負擔。然而，在手術傷口恢復前，我只能等待。我想要告訴他們，接下來幾個月的相處或許就是最後的時間了。但我後來只說：「非常感謝你們來，我很擔心我們的毛巾會不夠用。」

我們的絕望安靜而急促。在我睡睡醒醒之間，偶爾會發現又有一間房間被打掃、物品被存放，而餐點也被烹煮和分配，簡直像軍隊那樣。每件事都該做，而每件事都未完成。

某個下午，我的頭靠在老爸柔軟的肚子上，問道：「城池被包圍就是這種感覺嗎？」最初那只是我童年時期的睡前儀式（「爸，誰是英國最壞的國王？」），但這樣的問答漸漸變成了我和老爸的相處模式。在搭車或散步時，我會把滾燙的電話靠在耳邊，花無數個小時和他爭辯討論（「識字率如何改變一個文化？」「紀念碑對社會的重要性為何？」），也會遺憾著大部分的人覺得加拿大不適合居住。

老爸和我一樣，都是歷史學家，喜歡透過比喻來認識真實。因此，他知道我小心翼翼又旁敲側擊，想表達的是什麼。我不斷收到卡片鼓勵我「奮鬥」並「把癌症踢出去」。但癌症是守在城牆外的敵人，而城內的士兵必須謹慎盤點自己的資源。看起來脆弱的平靜，或許其實是看不見的戰爭。

這樣的話題我們討論過無數次了——針對有名的圍城戰，例如迦太基、耶路撒冷和列寧格勒。征服者的軍隊會包圍防守堅固的城池，時間或許是幾天、幾個月，甚至幾年。困在城內的人們一開始或許資源充沛，但隨著時間過去，只能看著身體慢慢虛弱，被迫將家具當作柴火來取暖，並且啃著混合了木屑的麵包。圍城戰正是一場通往劫難的比賽。

老爸親吻我的額頭。

「你有最棒的軍隊，親愛的，」他說，並且為我蓋上棉被，把我的腳包裹好。他嘆了口氣，「你和你媽一樣，都不願意穿拖鞋。」

我向他更靠近一些，不願反駁他的話。

我現在越來越衰弱，已經回到青少年時期的體重。老媽早上協助我穿衣服時，我可以看到她緊抿著嘴唇。我喜歡的褲子都變得鬆垮垮的，而我蒼白肚子上貼的紗布則一直讓我刮傷。我的眼眶現在是深紫色。我們沒辦法直接說出來，但事實籠罩著我們——無力抵抗的人只能跟時間賽跑了。

——

今天，我要和新的腫瘤科醫生卡特懷特見面。我在醫院短暫見過他，但當時我還神智不清，一直告訴陌生人奇怪的故事，例如「我曾經意外殺了前內布拉斯加州參議員的貴賓狗。我買了巧克力當禮物，但手提箱沒關好，狗狗趁我去買龍蝦時把巧克力吃掉，然後就死了。」再加上住院時常常得裸露身體，因此我這回很堅定地跟他握手，希望他知道「我平常是會穿上衣的」。

我們坐在杜克癌症中心的檢驗室，日光燈照亮的空間異常安靜。我的老爸、老媽、弟媳和丈夫坐在前邊的一排椅子上陪我，而我躺在診療台上，拉起上衣，讓醫生檢查我的手術傷口是否有感染跡象。我看著托班，他的臉上出現了新的第五種表情——像是太空人突然被拋進宇宙飄浮著。我還要花好幾個月的時間，才可能辨識出恐懼在每張熟悉臉孔上的模樣。

腫瘤科醫生對我的狀態顯然很滿意，點了一下電腦螢幕，並開始閱讀我的報告。

「在一開始，化療的藥物應該會有效，我們可能會看到最大的兩個腫瘤縮小。」他說。他檢視著核磁共振影像，畫面中我的內臟一幀一幀出現，就像是復活節的火腿一樣。

「這裡。看到了嗎？有兩個大型腫瘤，一個在這裡，另一個埋在下腔靜脈底下。還有一些斑塊，這裡，這裡，和那裡。」

我們瞇眼細看螢幕上的影像。接著，我回頭去看護理師交給我的病歷紀錄，但上面充滿了陌生的字詞。我只能拼湊出，我的壞消息現在可以用腫瘤在器官上生長的毫米數來衡量。很顯然，我應該要擔心的是右邊肝小葉的環狀團塊，那距離下腔靜脈太近了。此外，淋巴結也出現轉移性腺癌。我想要用像「肝臟在哪裡？」的問題來開始談話，但我們已經離我熟悉的語言太遠了。

「我高中時學過拉丁文，」我告訴他，試著展現一點魅力。「在交響樂團練習完後，我會拜訪一位老牧師。我們一起讀拉丁文，並聽他的妻子彈奏大鍵琴。」

腫瘤科醫生年紀可能和我差不多。我們在同一個學校工作，或許甚至讀同一間大學。但他精通消失的把戲，而我很快就發現，醫生們都是如此。在一襲白袍下，他們忙得分身乏術。

「人們總是覺得大鍵琴是很優雅的樂器，但它其實不能改變音量。因此，聽起來就像是超級無聊的鋼琴，就只是叮、叮、叮。」我模仿軟槌敲在琴弦上的聲音，連自己都覺得有點惱人。

他面無表情地看著我，接著從被打斷的地方接下去。

他解釋說，現在要說明一切的意義都還太早。化療會抑制癌細胞複製，但是得在限定的時間內全部摧毀才行。十個月左右。然而，還有兩種可能性。有百分之七的機率，我的癌細胞擴散無法被阻止，任何治療都不會有效。這無異於死刑。又或許，我會屬於百分之三的幸運兒，新興的「免疫治療」對我有效。當他這麼說時，雙眼閃閃發光。

「所以，我可能會活下來，或是立刻死掉，又或是患了某種神奇的癌症，能得到特別的療法？」我總結道。

「差不多是這樣。」他說。

「好的。」我說。醫院已經替我抽血，幾個星期內會通知我結果。

深夜時，老媽發現我坐在客廳地板上，身邊圍繞著上百頁的醫療報告，試著理解它們的意義。我告訴她，醫院是最後的珍貴檔案庫。我的每一滴血都會留下紙本紀錄。老媽想摸摸我，而我把紙張排成同心圓，像是枯萎樹木的年輪。

「太難承受了。」她說。

「我知道。」

我用雙手撿起一疊紙，用力搖晃。與醫師會談快結束時，我覺得自己像喝醉了般難受，含糊地說著醫學上的細節，重複著同樣的話。

「我甚至沒辦法讀自己病歷表。我只知道，癌細胞從我的結腸開始，散布到我的肝臟……我什麼都做不了。」

「你沒辦法搞懂一切，親愛的。」老媽溫柔地說。

「是啊。但是，我必須試試看啊，媽。」

——

我過去認為時間就是生產力。檢查待辦清單、打包午餐、大喊著「記得買衣物芳香劑！」我曾經瘋狂追求效率。我曾經努力精簡自己的做事方式和習慣，並採取「科學證實的原則」。我總是想要化繁為簡。如今，我看著朋友和家人出門工作和辦事，不禁懷念那個庸庸碌碌的自己。

我漸漸意識到，自己從小就像是人類推土機。我父母某天回家時，發現我重新裝潢了整個地下室（「你知道木板可以用漆的嗎？我整理了你的唱片收藏。我希望你不喜歡跑步機，因為那和新的擺設不搭。」）我從大學返家的一個星期內，就差點簽了買下小木屋的文件，老爸和老媽根本還沒察覺他們需要一間小木屋呢。那他們考慮過四門休旅車的優點嗎？我總是在體貼和放肆間擺盪，並快速強硬地把想法化為行動。

我想，我之所以如此適應美國的生活，或許就是因為美國從工業革命以來，就對效率相當重視。我教導神學院學生費德里克．泰勒（Frederick Taylor）的理論。泰勒是一八八〇年代費城米德威鋼鐵廠的工頭。他發現工人一天的生產力極低，於是開發了獨特的管理方式。他相信這套方法也同樣能用來改善家庭、農場、公司和教堂的經營。不久之後，鼎鼎大名的亨利．福特（Henry Ford）就接受並改良他的做法，在汽車工業和整個製造業都掀起革命。概念很簡單，就是把複雜的任務拆解成一系列單純的動作和時間單位，藉此提升生產力。工人只要在這台人力機器中扮演好齒輪的角色，就能大幅改善成果。

當我對神學院的學生解說這些時，總是想透露出幾分警世的意味。大量生產是如此誘人，代表著速度、產值和成長。然而，我的學生面對的任務緩慢而缺乏效率。大部分的時間，他們都得嘗試著對不喜歡他們的副主祭釋出善意，或是剔除網路上購買的主日學教材中的異端邪說。他們得花好幾天的時間想出足夠的善美和真理，來填滿禮拜日的一小時，卻只會在信眾離開時得到幾句殘酷的評語，例如他們多麼懷念舊的牧師。假如你想要進步，就去練跑吧。假如你追求意義，那就開教堂吧。我會嚴肅地這麼說，然後趕去參加教職員會議，在開會時認真點頭表現自己的專注，同時卻努力回覆電子郵件。我巧妙避開午睡等小確幸，盡力清空自己的收件匣，追求完美的教學評鑑，同時讓年幼的兒子沉浸在加拿大民謠中。我是個魔術師，但只精通一項把戲。大家快來看，這位女士可以把一瞬間分割為數百萬種用途！

然而，沒有人比托班更了解我對效率的執著。某天早上起床時，我有點鼻塞和喉嚨痛，卻意外吃了錯的藥。我沒吃不會讓人昏昏沉沉的鼻塞藥（鮮豔的黃色藥丸），而是誤吃了睡前的版本。托班發現我在早上七點靠著馬桶啜泣，努力想把藥吐出來。

「是綠色的！藥丸是綠色的，不是黃色！」我又哭又笑地抗辯，但哭的成分比較多。

「你不能就睡一下嗎？」他提出合理的建議。

「我有太多事要做了！為什麼？為什麼這種事會發生在我身上？」

托班環顧整間浴室，彷彿在檢視命案現場。

「好吧，」他說，「看起來這裡真正的受害者是效率啊。」

我常聽到「花時間」這個說法，卻未曾真正領會到它的意義。然而，從診斷出癌症後，我了解到妥善度過一天其實是會計上的壯舉。

我把鬧鐘訂在早上六點，整間房子都很安靜的時候，因為有些事實單獨面對會比較容易忍受。我把自己鎖在廁所裡，屏住呼吸，解開像日本和服般纏繞在腹部的繃帶，上頭沾有艷紅和奶黃色的汙漬和濕氣。我盡量不去看。接著，我小心地剪好新的紗布，塞回曾經是肚臍的大洞中，並拆開一根針筒，快速扎進手術縫線附近的位置。每隔幾英吋，就有凌亂的注射針孔。我搖搖頭，用寬鬆的上衣蓋住腹部。*沒關係，反正你也不會再贏得泳衣選美賽了。*

我開始煮咖啡，想驅逐前一晚的藥物在腦中遺留的迷霧。洗衣機裡有許多待洗的衣物。我等著查克醒來，我喜歡看他在搖籃裡翻身。在清早的寧靜中，一切似乎都在我們眼前展開。我想為查克讀一大堆關於拖拉機的書，用襪子做玩偶來解釋書中兩台農機之間的情感。查克是我嚴苛的時間管理中最美好的例外，和他在一起的時光總是輕鬆而隨興。早餐並不僅僅是鬧鐘響後固定規律的第一餐，也是一段混亂漫長的時間，過程中包含了換尿布、試著把食物泥送進不情願的小嘴裡、猜不透嬰兒為什麼能如此快速地脫下襪子，並把它塞進果汁杯裡，而且還不止一次。

查克坐在溫暖的浴缸裡，玩著他的艦隊，而我小心坐在馬桶旁的地板上，為了下一份學術研究而閱讀關於女性神職受任的歷史。育嬰假期間的每一本書最後都得好好烘乾，才能充滿歉意地還給大學圖書館。然而，這很值得，我可以犧牲一些生產力，換來用泡沫幫查克做龐克頭的機會，看著他大笑和不斷亂動。

然而，我此刻將圖書館的書拿在手中，愣了很久。我還是個作家嗎？我的內心混亂，反覆數算著我僅剩的時間。我還有一年半的時間可以創作出足夠的篇幅，讓我得到杜克大學的終身職，但我可能會死去，在……十月、十一月、十二月、一月、二月、三月、四月、五月……六月。九個月？我把書放到一邊。

早上過了一半，我讓查克小睡一下，開始思考這奇妙的一天。醫院傳來好消息，讓家裡的每個人都有點沖昏了頭。我是那百分之三的幸運兒。痊癒的希望就算渺茫，感覺卻像吸了氦氣一樣，不真實得讓人炫目。

腫瘤科醫生把神奇的癌症治療資訊交給我時，散發著雀躍之情。大部分癌症患者都會接受雞尾酒式的化療，用粗暴的手段和力量來對抗癌細胞。但我卻可以在接受化療的同時，加上名為「吉舒達」（Keytruda）的免疫療法藥物。不過這種藥物還在「試驗階段」，所以我只能在六小時車程外的喬治亞州亞特蘭大城，參與他們的「臨床試驗」。我覺得自己幸運得難以置信。這是最好的藥物，而且我能夠得到它。

「杜克大學的醫療保險會支付嗎？」我問，試著不讓自己高興過了頭。他拍了自己的額頭，說：「我還以為我什麼都考慮到了。」

這是開玩笑嗎？托班看著我，嘴巴都閉不起來了。但我們很快就意識到，這裡的人是不開玩笑的。

然而，沒有任何事能破壞我們的心情。再渺小的一步對我們來說都是向前邁進。因此，查克早上小睡時，我們都忙著打電話給保險公司，或是寫信感謝慷慨的同事和教會朋友。假如我夠幸運，順利加入臨床試驗，他們就會試著幫我湊齊每個星期到亞特蘭大的機票費用。

我試著繼續扮演起活潑積極的自己，但卻騙不了任何人。我就像一支懷錶，每隔幾個小時就得重新上發條。我一開始表現得很有信心，但只要我站著，家人就會立刻在我後方擺一張椅子。每三個小時，我就得吃一顆小藥丸；每四個小時，則是幾顆巨大到足以噎死小馬的黃色藥片。其中一種藥讓我鼻子發癢，另一種藥讓我頭暈目眩，但沒有半顆藥能使我恢復食慾。不過，這就是癌症患者的例行公事。

我曾經大聲宣告休息是「完全浪費時間」，所以身邊的人試著讓我進行一些休閒活動。好巧啊，咖啡機上就擺著一盒拼圖。老爸突然想知道我對於他新書的看法，問我可以讀讀看嗎？老媽在廚房準備冬天的存糧，就像冬眠前的熊，但應該不需要我幫忙攪動燉菜吧？事實上，她寧願我坐在客廳裡，讓托班用一大堆毯子把我給包住。

在時日所剩不多的現在，我不再與人爭論，控制自己的嘴巴，並且回憶過去的種種，不希望留下任何來不及說的話。我寫下電腦的密碼，並取消許多訂閱服務。以前的我為了追求「完美的一天」，要完成早晨的例行公事，並規劃我的工作流程。我總是全心全意沿著軌道朝未來邁進。然而，現在的我卻必須朝著某個懸崖鋪一條全新的軌道。我所做的每個決定，似乎都取決於自己認為人生的路途何時會結束。

當查克終於上床睡覺時，我只有兩個原則。第一條是向老爸借用的。他看了一九七一年的經典電影《特洛伊婦女》（*The Trojan Women*）後，宣布他此後絕對不再花錢讓自己難過。這部沉痛的電影描繪了特洛伊城淪陷後，女性淪為奴隸的苦難。因此，「非必要悲傷禁止令」生效以來，每天晚餐後的電視、電影、歌曲和書籍，都經過嚴密的內容審查。

我試著用第二條原則來平衡悲傷：感恩宣言。我列出了罹癌以來發生的所有好事：來訪的表兄弟姊妹、阿姨姑姑、叔叔伯伯等親人、寄慰問卡的朋友，以及任何身體狀況改善的微小跡象。我在巨大的白板上，用藍色的麥克筆數算自己蒙受的恩典，並放在暖爐邊讓大家都看見。我會在凌晨兩點時試著想起這些幸福，但我清醒地躺著，心思慢慢轉向顯而易見的事實：這些都不夠。無論我如何用正向的眼光重新看待痛苦的經驗，或是專注於微小的獲得，我都沒辦法用感恩來解決自己的問題。而越是努力去感恩，就越沒辦法發自內心地感恩。

我常常為查克讀他最喜歡的故事書，內容是無論小兔子跑到哪裡，兔子媽媽總是會出發去找牠。兔子媽媽爬上高山，又駕船出海，甚至走在搖晃的鋼索上，就是為了從危險中救出小兔子。查克喜歡故事中的緊張刺激。

「喔，不！」每次翻頁，查克都會大喊。

「別擔心，」我反覆安慰他，親吻他可愛的額頭。「無論你去了哪裡，我都會找到你。」

但現在的我說不出這些話了。每一天，都快速朝著我找不到他的未來逼近。我看著他的腳在天鵝絨睡衣中扭動。他開始會翻過搖籃的圍欄，早晨不再小睡，而是拚命聊天。當我們學習用越來越少的資源活著時，我溫柔地記下每個生活的細節。然而，每天的時間累積，也無法讓我等到更多穿膠鞋和冬衣的日子。我將無法在他學游泳時，扶著他柔軟的肚子，看著他的小腿用力打水；我也無法看著鏡子裡的他，如何努力壓平亂翹的頭髮。對我來說，他永遠只是個搖籃裡的嬰兒，而那個搖籃是某個朋友的贈禮。

「你是要借用，還是要保留著？」當托班把搖籃搬上貨車時，那個朋友這麼問道。

「你拿不回去的，」我笑著說。「我還有很多規劃。」

3

實用主義

失敗的技巧就是試圖一口氣把事情全部做完。

第一次會診時，心理醫生彼得認真聽我訴說突如其來的癌症診斷。一個小時的談話時間，我大多都在哭泣，而他每隔五分鐘就遞一張衛生紙給我。終於，我擠出了幾句話。

「我不想死。」我懇求著，彷彿他能決定這件事。

「不，」他溫柔地說，「你當然不想。」

「而我非常努力要對你們所有人誠實。」我對著他的方向擺擺手。

「我？我們？」

「你們！你們這些正常人！你知道的，覺得自己會沒事的人。」

他試著露出被冒犯的表情，但我們都笑了出來。

「抱歉，」我接著說。「我不想表現得很混蛋。但每個人似乎都認定，自己的好運會維持下去，只要他們能進入……中產階級嗎？大家好像都不知道，每個人的生命其實都非常脆弱。」

彼得若有所思地停頓一下。「你前面說過，你的心裡似乎總是在兩種模式間拉鋸，其中一端是樂觀，另一端是……現實。」

現實。我的胃一陣抽蓄。

「我期盼著可能不會成真的未來，於此同時，卻又必須確保每個決定都有意義。我現在好像不太有犯錯的餘地了。但假如我做得不對呢？」我無助地聳肩。

彼得說他不習慣給人建議，但他看得出來我要的不是模稜兩可的說法。於是，他分享了阿帕拉契山徑登山者告訴他的祕密。有勇氣挑戰這條步道的人所面對的，是在接下來的六個月裡，扛著自己的行李，在險惡的地勢中步行超過兩千英哩。由於野心勃勃的新手總是帶著沉重的背包，裝滿防水布、帳篷、廚具、水壺和營養棒，因此漫長旅途的第一個休息站是最重要的。他們通常已經開始感到疲勞，但旅程才剛開始而已。他們面對重大抉擇，必須問問自己：「我可以放下什麼？」像是多的鍋子？或是刷毛帽T？

「這會是段艱難的旅程，」彼得說。「有什麼是你能放下的嗎？」

安裝化療人工血管的手術當天早上，我試著想想自己必須放下哪些東西。我不再是以前的自己。一切都改變了，無法回頭。我把衣服交給護理師，穿上病人袍，在背後打結，然後不情願地爬上病床。我撫摸自己的胸骨，最後一次感受胸口光滑的皮膚。接著，一位護理師在我的皮膚塗上黃色的消毒劑，另一位則輕拍我的手肘，準備裝上導管。

我允許自己這麼想：痛苦只是暫時的。我可以聽見醫生和護理師小心地準備手術台，感受到他們調整我沉重的四肢和袍子，然後溫柔幫我戴上氧氣罩。我想像自己站在熟悉的跳台前端，腳趾頭抓著邊緣，準備跳進結冰的湖裡。即使在加拿大曼尼托巴省的夏天，跳進冰冷的水裡也需要很大的勇氣，因為你會被無底的藍色給吞噬。藍色的病人袍，藍色的手術頭巾，我身上蓋到臉頰的藍色醫院被單，醒來時不知怎地穿著的藍色室內便鞋。

手術結束後，當我終於可以起身，回家慢慢休養時，我有目的地行動著。我一邊摸著胸口陌生的繃帶和人工血管，一邊走到衣櫃前，打開門，把衣服一件一件拉出來，並在地上丟了幾堆。只要腰部沒辦法裝彈力繩或拉繩的衣服都得扔掉，任何需要幫忙才能穿上的衣服也不能留，鈕扣和拉鍊在背部的衣服都不行，領口太低會露出新手術傷口的衣服亦然（我也丟了黑白條紋的衣服，但理由不同，是因為被說看起來像是職業船夫）。我留下的衣服都是能用漂白水洗掉血漬和生理食鹽水的，也要能用烘乾機弄乾，並且能用單手穿脫的。

我拿起穿過的最後一件孕婦彈力褲。我那時花了四個月的時間，才讓自己看起來懷孕得充滿活力，度過噁心的孕吐階段。我把彈力褲放回那疊柔軟的孕婦裝上，輕輕將整疊衣服搬出衣櫃，扔到樓梯下方。

老爸在一樓咕噥。

「你在做什麼有意義的事嗎？我已經要你停下來了。」老媽衝上樓，探頭進房間。「你在做什麼，親愛的？」她憂心忡忡地看著凌亂的地面。

「放下一些東西。」我平靜地說。

——

少了什麼你會活不下去？

自從開始不需要擔心這個問題後，北美的文化卻開始對這個問題執迷。

第二次世界大戰後，蓬勃發展的資本主義反映了新興白人中產階級的欲望。父母在經濟興盛的時代撫養小孩，他們逐漸遺忘經濟蕭條時期的恐懼，那些過去已化為關於艱苦生活的軼事。我的父母都屬於戰後嬰兒潮，青少年時期在草原上唱著搖滾樂團海灘男孩（Beach Boys）的歌，實際上卻離海灘數千英哩。他們也會開著借來的、像遊艇那麼大的雪弗蘭四處兜風。那是個充滿希望、櫥櫃裡擺滿婚禮瓷器的年代。

我們崇敬物質的富足。我們的英雄是企業大亨、健身帝國創始人、面帶微笑的電視傳道者、音樂傳奇和頂尖運動員。他們耀眼的生活方式和驚人的成就，似乎讓我們懷抱更多希望。容納十二輛車的車庫、無邊際游泳池、大型衣帽間和天價的紅底高跟鞋。雖然美國經濟在過去五十年間起起伏伏，我們卻只願意看見這些奢華的故事，相信每個人的未來都會富足而豐盈。

即使是極簡生活的指南，也像是戲劇表演。想要減少生活的雜亂嗎？試試怦然心動的人生整理魔法吧！想在鄉村中「簡單生活」，卻有著雄偉壯觀的橡木農舍。關注家庭生活，卻傾注全力投資和規劃小孩的興趣：星期二上踢踏舞課、星期四踢足球、星期天練小提琴。當我們忘記選擇是一種奢侈時，我們很容易會放手，這讓我們有能夠控制一切的錯覺。然而，當我們失去選擇時——有人死去、有人離開、有些事物崩毀——我們也只能投降。

我們在過剩的物質世界隨波逐流，卻又一項一項檢視自己的人生，想著：是它嗎？少了它我就活不下去嗎？

手術過後，我回歸為最堅定的實用主義者。實用主義並不只是務實而已，而是一種廣泛的哲學論據，基本概念是：從終點開始回溯。實用主義的標準很簡單，就像可以用棒球和浪漫實境秀代表美國那樣。用「這有用嗎？」來取代「這是好的嗎？」。去做必須做的事，不論你喜不喜歡。

我在亞特蘭大的醫院展開臨床試驗的痛苦治療。每週三的凌晨三點四十五分，我會離開北卡羅萊納家中的床鋪，跳上飛機，然後在半夜時回到家，裝上新的化療點滴袋，帶回一大疊病歷報告，等著我慢慢破解。我血液中的鐵質太低，腎臟的某些指數似乎又太高。我的斷層掃描仍顯示著許多腫瘤，雖然稍有縮小，卻固執地不肯消失。

的確有些東西少了我就活不下去——但那都是我沒有的東西。

治療的錢。為了補足保險拒絕支付的部分，我的父母和手足都拿房子來貸款，把退休金的想法放到一邊。

更多小孩。我不可能再生小孩，這是參與臨床試驗的諸多條件之一。免疫療法太過新穎，甚至當醫生把需要簽名的文件寄給我時，還忘了隱藏文件檔的編輯記錄，於是在文件旁有許多醒目的紅色文字。預期的副作用欄位添加了數十種驚悚的症狀（例如噴射性嘔吐），更讓人不安的是，每週都有幾天的時間，我必須把化療的藥袋穿戴在腰部，讓藥物可以有效地進入身體。當藥袋和輸送藥水的機器固定好後，會發出有規律的聲響，就像即將引爆的炸彈，警告著我的家人。我年幼的孩子喜歡用軟軟的手腳抱著我狂親，卻時常被帶離我身邊，生怕他拉扯到管線。

我必須學會忍受心情起伏所帶來的昏眩。我買了家用的書面遺囑，用電腦列印出來，並且在某天晚上的點心時間請家人當見證人。醫院的醫師助理曾隨口告訴我：「越早習慣死亡的念頭會越好。」而後，我就計畫請攝影師到家中拍攝全家福，希望留下紀念。我笑得很燦爛，雙手環抱著家人：我的丈夫、瀏海太長的幼子，以及擠在我身邊努力忍住淚水的老媽。只有老爸稍微站得遠一點，下巴緊繃著，像在等人揍他一拳。

純粹的實用主義者不能容忍絲毫的感傷。關於人生的價值，我必須誠實面對簡單的數學計算。你幾歲？你賺多少錢？你結婚多久了？你有幾個孩子？你的郵遞區號？在人們和陌生人提到我的事情時，我會聽到這些計算：她三十五歲。第四期。飛來橫禍啊。是的，一個兒子。而且她和高中的青梅竹馬結婚。在悲劇面前，每個人都成了會計師。

因此，我也試著這麼做。我在杜克大學的人資部門和一位名叫琳達的女士約好，讓她為我說明我的員工福利。我在電話中已經解釋，我今年可能就會死（我覺得應該說清楚），所以想知道我的家人能得到什麼保障。我的兒子還能申請學校的大學獎學金嗎？那些我沒機會領的退休金提撥呢？

「或許你應該來辦公室一趟，」琳達溫和地建議。「我很樂意為你找到解答。」

官僚體系中的每個人，每一天都必須決定是否在自己的工作中投入一點人性。和琳達談話的前一星期，我向杜克大學交通部門申請身心障礙停車證才遭到拒絕。化療讓我對寒冷產生嚴重的過敏反應，因此醫生寫了醫囑說明我無法在冬天走太遠的路到辦公室。然而，交通部門的人睿智地指出，醫囑說我不能在寒冷中走動，而沒有說不能站立。「搭公車吧。」他說著把申請表推回給我。

於此同時，我也開始收到保險不肯支付的上萬元醫院帳單，讓我每個星期都得花一、兩天的時間，和電話那頭的機器人爭吵，而對方主要的功能只是要求我耐心等經理接電話而已。

因此，當琳達在門口迎接我，說出我的名字，小心地提出一些問題，並帶我到她的辦公桌前，我心中不禁充滿感激。我解釋自己如何在申辦保險的最後階段，卻突然發現罹患癌症，而無法申請理賠。如今，對於要這樣和家人道別，我覺得有些絕望。琳達盡可能地給了我一些保證，但真的不多。不過，她也為我列了一張應該統整的財務項目：銀行帳戶和密碼、退休金帳戶和福利，以及健康保險相關證明。接著，她在某個資料夾正面寫了一些字，滑過桌面給我。

「把所有資料都放在這裡面，擺在妳離開之後，先生可以找到的地方。我把我的電話留在封面了，他會看到的。我可以幫他一起處理。」她看著我的眼睛說。

我覺得自己被推往某個還不完全清楚的未來，而速度越來越快。我不知道自己還得忍受幾次治療。我只知道，每隔六十天，我就必須爬進一台機器來衡量我的病情。日曆上的日子飛逝而過。我們讓查克靠著臥室的門框，

用鉛筆記錄他的身高，發現他又長高了一英吋多。在醫院外的短暫時光，我在陽台畫了條窄窄的道路，讓查克可以在上面玩他的玩具車。我唯一了解的永恆就是：我們一邊吃著金魚餅乾，一邊躺在吊床上。天黑了以後，我們決定晚餐也要吃玉米片。

我試著解決人生有限的問題，我試著在頑固不停止的時間中注入永恆，但時間不斷倒數著。我常常在兒子的搖籃旁看著他熟睡，等待他睫毛晃動的甦醒時刻。他的眼神會慢慢轉向我，彷彿再次發現了我。但我現在知道自己錯了。

我記憶中的這些時刻，其實只有幾分鐘而已。

4

願望清單

六個月過去了，每個星期的生活都一成不變。我搭飛機到亞特蘭大，在醫院接受大半天的化療或免疫治療，有時兩者皆有，而臨床試驗的醫生則會蒐集數據。你目前的痛苦指數如何？你的手腳還有感覺嗎？藥物還會造成你的牙關鎖閉嗎？有沒有新的副作用？血液檢查的結果則顯示著我的器官距離中毒有多近。

當醫生問我準備好了沒，我開朗地說：「轟炸我吧。」我要成為癌症患者中的約翰．麥克萊恩（John McClane）[5]。同意書上清楚寫著，無法嚴謹遵循治療計畫的病患就不能繼續參與試驗。假如我因為一些副作用而無法繼續，那麼我會恨死自己的。我的雙腿沉重笨拙，而且沒有什麼感覺，我的手指尖端也完全麻木了。我皺皺鼻子，發現鼻子也沒有感覺了，但我

[5] 譯註：約翰．麥克萊恩，是電影《終極警探》中的硬派角色，由布魯斯．威利飾演。

不再多想。假如這個治療也失敗，我就真的走投無路了。

每隔六十天，我就會收到成績單，通知我能不能繼續留在試驗中。我躺在轟隆作響的電腦斷層掃描機中，讓顯影劑流過我的靜脈，醫生們會測量螢幕上的斑點，判斷我肝臟中的腫瘤是否有長大。假如沒有，醫生們會露出微笑。謝天謝地，下兩個月我可以繼續參加試驗。深呼吸，然後重新開始。我接下來的人生或許都會這麼過。天知道那是什麼意思。

在癌症之前，我所愛的世界有自己的測量方式。

我現在比老媽高，比老爸矮。在我成長的地方，人們總是會低語呢喃地討論著冬天屋外的積雪有多高。我們會雙手抱胸，搖著頭，想著春天的淹水和夏天的蚊蟲。這些事物是如此恆常不變，以至於我的飛機一降落在曼尼托巴省的溫尼伯市，每個家人和朋友似乎都不由自主地想帶我去疏洪道，看看現在的水位如何。

「看吧！」他們會大聲宣告，「你知道這代表夏天會有多少蚊子嗎？」我們會興致勃勃地討論新的天然災害、新的統計數字。上個秋天，強風和暴雪吹倒了無數的樹木，連續幾個月裡，人們的話題都圍繞著樹。你聽說關於馬拉松的事了嗎？聽說比賽取消，因為路上樹枝實在太多了。

老爸和我在等待護理師通知血液檢查結果時，我告訴他，我好懷念那些熟悉的數字。

「以前的人都用這樣的方式測量。」他說，卻沒有多做解釋。這是老爸的老招數，用一些有趣的訊息當成釣餌。我還是上鉤了。

「例如什麼呢？」

「嗯，讓我想想，」他坐到塑膠椅上。「舉例來說，人們的腳。我們知道腳是什麼樣子，也知道大約的長度。因此，好幾個世紀的人都用鞋子的長度來測量距離。一英吋則是三顆大麥的長度。一碼是英國國王的鼻子到大拇指尖端的距離。」

「哪個國王？」我問，無視於附近的咳嗽聲。

「亨利一世。然後還有英畝，指的是一個人和一隻牛一天能耕種的面積。」

「那英哩呢？」

「羅馬士兵一千步的距離。」他毫不猶豫地說。

「那不是很蠢嗎？我的意思是，不該有個舉世統一的標準嗎？」

「我想，重點在於是否所有重要的事情都能夠被計算和測量。」

我的呼叫器響了，護理師呼喊我的名字。接下來的幾個小時，將會由輸入我血管內的血液、生理食鹽水和冰冷化療藥物的劑量來測量。

「好像真的是這樣，爸。」我說著，走進護理師後面的簾幕。

我可怕的罹癌診斷引來癌症門診一系列的心理健康評估，許多滿懷關愛、立意良善的諮商師（似乎名字都叫凱特琳）告訴我要「找到人生的意義」。他們覺得我應該考慮列個「願望清單」，畢竟許多患者都覺得這樣的過程讓他們看清自己。我可以學習什麼新的技能嗎？我該看哪些經典電影？有沒有什麼我可以重新點燃的熱情呢？十字繡？裝修骨董車？搭乘熱氣球？

諮商師在說話時，我試著記筆記，卻發現自己瘋狂地在網路上搜尋「bucket list」（願望清單）一詞的典故。我接著失望地發現，這個詞似乎是在二〇〇七年一部同名的電影上映後才廣為流傳，主演的是傑克．尼克遜和摩根．費里曼[6]。無聊。但我還是決定要參考凱特琳們的指引。畢竟，對於面臨死亡，我又懂些什麼？我一點經驗也沒有。

在不必接受藥物治療的難得日子裡，我利用漫長的下午埋首圖書館的書堆，研究著願望清單的歷史。要找到這個詞的起源很簡單。在十八世紀，這個詞指的是「踢掉自己腳下的水桶（bucket）」，也就是自殺；或是腳下的水桶被踢掉，也就是他殺。

然而，我們可以從歷史中尋求經驗借鏡。古希臘人列舉了許多奇景，稱為「世界七大奇觀」，包含了巴比倫的空中花園和吉薩大金字塔。羅馬帝國的旅行者可以參考旅遊手冊，找到希臘哲學家畢達哥拉斯的家和他著名的畢氏定理。君士坦丁大帝在四世紀獨尊基督信仰以降，出現了不同的願望清單形式：造訪耶穌與其他聖人的神聖遺跡。這些地點都建造起教堂和

❻ 編按：中文片名為《一路玩到掛》。

祭壇，於是往後的信徒們前仆後繼地展開神聖的旅途。整個中世紀，這些路徑都充斥著朝聖者，目標是見證從坎特伯里到耶路薩冷，基督教世界的神聖骨骸、雕像、墓葬處、遺跡和禮拜堂。

願望清單把一個陰鬱的問題轉換為挑戰：你在死前想要做什麼？借用哲學家亨利．大衛．梭羅（Henry David Thoreau）的話，我們都想要「深刻地活著，直到吸出生命所有的髓」。然而，把所有想做的事都列出來，就能實現它們嗎？真的應該關注我們能收集到多少時光嗎？

願望清單的概念激發我們的好奇心和旅遊欲、熱忱和冒險心，這些都帶領我們踏上未知的冒險；然而，現代版本的願望清單已經完全是另一回事了。在圖書館深處，我的指尖拂過數百本書的書背，書名都類似「死前必看的一千種風景」。現代的願望清單有五花八門的活動，讓人們近乎病態地汲汲營營。我們把願望清單轉換為新型態的體驗式資本主義。滑翔翼、浮潛、時代廣場跨年倒數、巴黎的春天。成功的人生似乎是可以去完成的。

當然，這種野心勃勃的願望清單最大的問題是，重點通常都已經偏離了。它們不僅無助於我們面對生命的有限性，反而更接近無限性。假如擁有無限的時間和資源，我們當然可以做任何事，或成為任何人。如果想追求更多刺激，就從飛機上跳下來；想旅行更久，就拜訪世界每個角落；想更有文化素養，就閱讀所有的經典名著。只要有正確的清單，我們永遠不會缺乏渴望的目標。

然而，去清點這些項目很簡單，難的是去了解哪些項目才是重要的。

一直以來，我總是會拿同一件事取笑老媽。某次，她打斷女兒們嘈雜的聚會，宣告：「等等！等一下！女孩們！我有事要說。女孩們，謝謝你們關注，只要一分鐘就好。女孩們，我希望你們知道……我們有三種蘋果。」冰箱下層的生鮮區是打開的，而老媽鄭重地比著手勢，但我們都聽不見她在說什麼，因為大家都笑瘋了。「三種蘋果」的故事在我們家一直流傳著，直到我了解到，身為母親大部分的心力都將消耗於日用品的清點，以備不時之需。

我時時刻刻都在檢查家裡的備品和待辦事項。我們衛生紙用完了嗎？誰要去機場接你媽？你還記得你弟弟的生日嗎？我得在五點之前寄這封電子郵件。每天都有堆積如山的事項，得好好區分哪些是值得記得的，哪些是像三種蘋果那樣的瑣事。

「做一張清單吧，」每個凱特琳都這麼建議。「有沒有什麼事是你想做的？」我其實很擅長整理清單。想去的地方、需要解析的夢境、或許會喜歡的職涯、想看的巨大雕像、學過又馬上忘記的語言。

大學時代，當我應徵柏金斯家庭餐廳的服務生工作時，經理大聲念出我的履歷，甚至連廚房裡洗碗的人都能聽到。

「你在其他技能的部分寫了一些東西，」經理戲劇化地停頓一下。「你寫著，我照念喔，你精通古希臘文和拉丁文，也有良好的德文與俄文閱讀能力。但是你覺得很遺憾，你的法文不像以前那樣好了。」他放下我的履歷表，用雙手揉著臉頰。

從此以後，我就開始值夜班，招待喝醉酒的大學男生。他們多半都來自附近名叫「土狼」的酒吧。

「*Bonjour! Willkommen!*」我會這麼用法文和德文招呼。

能浪費整個夏天和邋遢的男孩們搭訕，在服務台後用甜點菜單搭城堡，真是奢侈啊。還能參加不怎麼樣的車庫樂團，或是一趟又一趟地騎著雪上摩托車。能夠有這麼多美好的故事真可謂幸福。

聖經中提到，我們都是野草。我們的皇冠只是花朵。我們來到人世，然後隨著一陣風而消逝。

但我有所求。我想要更多故事。我想要生命。但對於生命如此執著，是信仰不堅定的表現嗎？和耶穌一起進餐的門徒在遙遠的帝國分享他生命的故事，這樣堅定的信仰讓他們被釘上十字架、被亂石或亂棒打死，或是活活燒死。基督徒說，信仰就像最渺小的芥菜籽，一旦種入土中，就能成長為雄偉的樹木，為空中的飛鳥提供遮蔭。但我卻在無雲的豔陽天中凋萎著。

然而，當上帝說放手時，我還應該有所欲嗎？放手讓一切流逝吧。

幾年前，我學生的父親發現他的生命只剩下幾個月。令所有人都很驚訝的是，他父親並沒有任何願望清單。事實上，他父親沒有任何願望。不需要旅行、不用吃大餐。他滿足地坐在客廳裡的躺椅上，呢喃著他有多麼愛自己的家人。我回想這個故事，感到很好奇：隨著歲月增長，人們就會慢慢接受嗎？是人格特質，還是自然而然的現實主義呢？他是否已經達成了所有的願望？他是否看著自己的孩子結婚、過了週年紀念日，或達到某個里程碑？怎樣才算是足夠了呢？

「我並不這麼覺得。」我實事求是地告訴凱特琳們。

我曾經問過老爸，假如他只能選擇願望清單上的其中一樣，他會選擇哪個。他說，很簡單，特洛伊城。一直到一八七〇年代晚期，業餘考古學家和投機分子海因里希・施里曼（Heinrich Schliemann）的發掘之前，人們都認為這座古老的城市只是詩人荷馬的幻想罷了。而這個故事激勵了年幼時在寄養機構中的老爸，讓他夢想追求歷史學家的生涯，做出重大的發現。而他最終也成功造訪了特洛伊城。

「我站在這裡，看著特洛伊，引用詩人阿佛烈・丁尼生（Alfred Tennyson）關於特洛伊廣闊平原的詩句。」在我們等待看診時，老爸對我說著，指著手機上的照片。照片裡的他應景地戴著探險家的帽子，指著某處。

「你達成了你的夢想，爸。」
「是啊。然後一切就結束了。」
「你的人生從此萬劫不復嗎？」我笑問。
「當然，」他說，用手環抱我。「我有了小孩。」

——

我正在學習醫學的用語，它具有精確性和中立性。幾個月以來，我對醫生們都充滿警戒，觀察著他們最細微的臉部表情或音調變化。不妙嗎？更糟了嗎？偶爾我會哭，或是問一些未經修飾的問題時，都會看見臨床試驗的醫生像碰到鹽巴的蛞蝓那樣猛然退縮。

諸如「是的，但我能活過這個夏天嗎？」一類的問題，引來的答案總是語氣死板地說明我接受的化療次數，以及還沒做的化療次數，然後是小心地解釋我的血液檢驗結果，和複誦我上次的手術報告。當醫生的說明結束後，就會把電腦螢幕關掉，似乎代表沒什麼好說的了。我絕望地想知道如何把每個時間單位轉化為意義，而他只會告訴我能夠量化的數據。

但我漸漸跟得上了，努力讀著研究論文，記錄不熟悉的術語，希望下次提出的問題能給我需要的答案。我若有所思地對著醫生們點頭，和他們隨性地坐著，希望讓他們產生同事般的感覺。就診和電腦斷層掃描，都是讓「我們」討論對癌症有什麼了解的機會。

在機場的候機室中，我正閱讀一本關於法國大革命的書。我學習到，現代人對於量化的執著其實都要怪法國人。事情發生在啟蒙時代，這個時代本身也被視為進步的代表，人們在道德上追求完美。然而，用統一的抽象標準來分化社會，帶來的代價非常沉重。法國的地圖就是個好例子。長久以來，法國就由二十六個不同層級的省份組成，省份間有高山區隔，卻又因為古老的語言和貿易路線而彼此連結，並且有流入海洋的河川貫穿其間。當時的法國新政府找來地理學家，把地圖放上笛卡兒座標，舊的省份制度就這麼被捨棄了，取而代之的是八十九個面積差不多的省（*départements*）。假如從空中鳥瞰，新的邊界非常整齊俐落。然而，從下方看來，重新塑造的世界並沒有參照共同的歷史、語言或習俗。從抽象的角度來處理，就不需要耗費心力了解特定的細節，但就像法國的地圖一樣，本來有意義的事物就被純粹的理性思維所取代了。

事實上，所謂的普世幾乎都不是真的普世。當法國革命分子試著根據氣候重新為月份命名時，他們描述的實際上只是巴黎的氣候。當他們試著定義一公尺時，計算的是赤道到北極之間、通過他們首都這條直線距離的千萬分之一。日曆上的一年被分成十二個月，每個月三十天。假如地球繞行太陽的時間確實如此的話，那麼這麼設計或許就沒關係。新的公制單位系統採用的是完美的十進位法。法國人甚至短暫地企圖將一小時重新劃分為一百分鐘，但教堂還沒被重鑄成大砲的鐘仍然每隔六十分鐘就響起，推進著村莊的步調。

我會在週三的深夜感受到這些抽象的代價。在登機之前，我躲在機場的手扶梯下哭泣。每次面對醫生時，我都逼迫自己保持理性、理解和量化的能力，努力想了解發生在我身上的事。然而，現在我可以聽見自己的啜泣，那些無法量化的部分哽在我的喉嚨。我迷失在大量的數據中——血液檢查的數值、腫瘤的大小、存活的機率——但這些都不是事情的全貌。出生在這裡，在那裡長大，嘗試過這個，然後變成那樣的人。某人的孩子，某人的朋友，某人的母親。孩子永遠無法承受母親缺席的痛苦。但在醫院，我只是個數字，有無限多種解釋方式。

幾個月的治療和掃描，又再治療和掃描，這樣的循環似乎永無止盡，令我們頭暈目眩。要把我的三十六歲當作最後一次生日來慶祝嗎？假如我們知道結局，會有不同的做法嗎？如今，我的死亡不再只是抽象的概念，我的父母、朋友和托班都希望由我來決定這些時刻的意義。

他們希望我決定，是因為我以前總是會列出檢核表嗎？我曾經打算得到終身職、精通俄語，並且到明尼蘇達州的伯米吉市參觀世界上最大的伐木巨人保羅·班揚（Paul Bunyan）的雕像。

我決定再試一次，或許會帶給自己一些方向。或許我們能拜訪北卡羅萊納州世界最大的戶外聖經十誡展示（裡面有一個字還拼錯了）。我在舊雜誌裡尋找靈感，發現了數十年前的一份清單。某天晚上準備睡覺前，我把老舊的清單拿出來，擺在棉被上。清單是用藍筆和鉛筆所寫成，還有一些紅色的潦草字跡，長達好幾頁。靈感就像螢火蟲那樣被捕捉和收藏。

#5 看看金字塔。

#16 騎機車環遊愛德華王子島。

#42 出版一本書。

#81 烘焙出好吃的麵包。

#86 和父母一起走訪威尼斯。

「這算是願望清單嗎？」我問托班。我躺在床上謹慎擺放的枕頭間，讓身體不要擠壓到化療的點滴袋。我轉身完全面對他，費力地調整姿勢和重新整理身上的毯子。

從十一年級開始，我就習慣列這樣的清單，當時我和其他誠懇勤奮的青少年一起在會議中心參加領袖計畫的活動。我們會用膠帶和報紙來搭橋。

當我應該和萬人迷史考特·史都華在破冰遊戲中牽手時，我找到合理的藉口躲到廁所，因為我的手汗是出了名的。然而，這個週末的高潮是前加拿大加式足球選手激動人心的演說。他現在擔任的是「人生導師」。他說，我們都必須成為贏家，就像一九九〇年那群魯蛇青少年，努力贏得加拿大加式足球聯盟的最高榮譽格雷盃（Grey Cup）。衝啊，藍色轟炸機隊！我們歡呼著。我們學習到在「生命之旅」遊戲中演出自己的巨作。接著，我們按照指示，寫下自己想達成的具體目標。

「啊，在這裡，」我指著那一頁，拿到托班眼前讓他看。「第三項，表演大提琴獨奏，那是我高中時所能想像最大的夢想。我希望能在交響樂比賽中得獎，因為大獎就是與溫尼伯愛樂樂團一起演出。」最後，我輸得很慘，只能在觀眾席看著贏家穿著超級蓬鬆的禮服，在一連串的弓弦和衣袖飛舞間演奏柴可夫斯基的樂曲。

「但是第五項，看看金字塔。」我嘆了口氣。從小學時代開始，我就在為參觀金字塔做準備。妹妹艾咪和我還用埃及象形文字傳給對方祕密紙條。多年之後，我在一份學校作業裡寫到自己的職涯想投入埃及學。不過後來我才震驚地發現，大金字塔早已被掠奪一空。

繼續翻閱我的清單，拿一枝筆把幾個項目打勾。我們確實買了一個浴缸，我也打造了藥草園。上個春天，我們完成了帶老爸老媽去威尼斯的夢想，品嘗了墨魚義大利麵的美味，並且讓心情隨著這個海岸王國的興衰而起伏。我沿著運河散步，想像著下次的拜訪，老爸老媽則開心地和每個紀念碑與鵝卵石廣場打招呼及道別。

「當我寫下這張清單時，並不是真的想要總結我的人生。我想，我只是……在作夢。」我的話只說到一半。

「噢，親愛的。」托班抱住我，同時小心不拉扯到我身上的管線。隨著距離死亡邊緣越近，我們之間的沉默就越多。但我可以聽見自己的心跳，想像我爬出自己的喉嚨，脫離自己的身體，越來越遠，越來越遠。

一直到現在，我才意識到人生的寬廣道路已經縮減為地平線上的一個點。我曾是個特別不受歡迎的孩子，想像力又特別發達，總是能編造出各式各樣的未來景象。許多個夏天，我都想像自己在愛德華王子島上的農場生活，可以和紅髮安妮及她的朋友們去念鄉間的學校。我曾經一個星期都在耳朵上夾著曬衣夾睡覺，直到老媽說服我，我永遠不可能像露西・莫德・蒙哥馬利（L. M. Montgomery）[7]筆下的另一位女主角那樣擁有精靈般的尖耳朵。「鮑樂家的耳朵一輩子注定是那樣了，很遺憾。」老媽這麼告訴我，於是我把頭髮留長。我為航海做準備，練習航海的打結方式、記下船隻的

[7] 譯註：露西・莫德・蒙哥馬利，《清秀佳人》的作者。《清秀佳人》的主角安妮・夏利有著一頭紅髮，又稱為「紅髮安妮」，住在愛德華王子島上的綠色莊園中。

每個部位、學習基本刀法。我想要像苦命的英國孤兒那樣學習航海，渴望擁有自由的生命。我成立了「好朋友創作俱樂部」，讓其他十二歲的孩子閱讀我的原創作品。作品的內容是講述年輕強悍的女獵人和她的坐騎阿提米斯間的羈絆。我住在草原上的平房裡，一年得忍受七個月的冬天。我得接受老爸的堅持，碎牛肉和罐頭蔬菜湯可以算是一道菜，名字是「漢堡排湯糊」。但儘管如此，我過了許多不同的人生。

我無法理解，為什麼某個未來能讓這些都消失。

我想要兩個孩子。

我想要環遊世界。

我想在老媽臨終時握緊她的手。

每個人都以為人只會死一次，但事實不然。在你唯一而愚蠢的人生中，可能會失去一千種不同的未來，你在那些未來中一一死去。

5

你只活一次

雀兒喜和我坐在長桌的兩端，在震耳欲聾的音樂中幾乎聽不到對方的聲音。但我很擅長讀唇語，知道她希望我嘗一嘗她的祕魯塔可餅。

音樂漸弱，她大喊道：「快拿一個愚蠢的塔可餅！」

我回喊：「好！把塔可餅傳給我！」於是塔可餅就這樣一個人接著一個人地傳了過來。我大喊：「真是個好點子！我的免疫系統一點問題也沒有，歡迎每個人都碰一下我的食物！」

擁有公共衛生學博士的朋友跳出來說：「從公共衛生的角度，我無法容忍現在發生的事！」

「我們只能活一次，對吧？」我把溼答答的塔可餅拿在手中，假裝它是個啤酒杯那樣舉杯。「敬雀兒喜！敬又過了一年！」從我們在學校舞會的浴室裡哭的那一刻起，雀兒喜就一直是我最好的朋友。今晚我為她舉行了生日派對，卻充滿了聽不清楚的喊叫聲，暗示我今晚就會死去，死因是吃了這個不乾淨的塔可餅而導致的併發症。

這是個完美的晚上，直到某個不算太熟的朋友把椅子轉向我。

「所以說，你得了大腸癌。」他開口說。這很常發生，從好奇心開始。

「是啊，我和所有八十歲的老人都有。」我故作輕鬆地回答，四下張望想找個自然的理由抽身。距離癌症確診已經過了一年，但人們和我的閒聊總是會從這個話題開始。

「你應該死得很壯烈！」他大喊著。音樂越來越大聲了。「我的意思是，既然你都要死了，就應該轟轟烈烈一場，然後華麗地離開。」

我想，他大概像古代詩人荷瑞修斯（Horace）一樣，只是想表達我們都該珍惜當下，把握每一天！活在當下！買一艘船！用香檳泡澡！在派對上對女性大吼大叫？

我張開嘴，想給個機智或坦率的回覆，但一個字也說不出來，只能輕輕搖搖頭。我看著他，然後起身走向廁所。

對許多人來說，我不再只是我自己。我提醒著人們一個理性大腦難以接受的事實：我們的身體任何一刻都有可能會崩壞。

有個朋友從澳洲回來，分享了這一年的冒險經歷，最後上氣不接下氣地說：「你有機會應該去一趟！」接著，他陷入沉默，似乎突然想起，我當下身處醫院。而我不知道該如何向他解釋，「未來」這種話我已經沒辦法說了。

當天稍晚，我坐在餐廳廁所的地板上，一邊哭一邊告訴雀兒喜：「這個世界並不安全。對於深陷痛苦的人來說，這個世界並不安全。」

「不，甜心，」她溫柔安慰。「真的不安全。」

「但是，有那麼一瞬間，雀兒，」我用袖子擦去沾在臉頰上的眼影，「我覺得我又好像是以前的自己了。」

就在高聲叫喊著致命塔可餅的前幾分鐘，我並不覺得自己是過去或未來的受害者。我就像所有其他人一樣，能夠沉浸在當下。吃東西，喝飲料，真心感到快樂。

「活在當下」（live in the moment）這句箴言來自古老智慧的重新包裝。別擔心，要快樂。哈庫那馬他他（Hakuna Matata）[8]。人生只有一次（You only live once，簡稱 YOLO）。這是享樂主義的精髓——這數世紀以前的哲學概念立基於對歡愉的追求——也是每個大學生的希望。把握時間

[8] 譯註：Hakuna Matata 是迪士尼動畫片《獅子王》中的一首歌，這句話源自斯瓦西里語，意思是「不用擔心」或「沒問題」。

盡情喝酒吧，天堂似乎很遙遠，但樂園就在眼前。

當然，這種哲學也有極其愚蠢的版本。活在當下可能使我們變得漫不經心、物質主義和自私，甚至放肆地不再乖乖吃綜合維他命。為什麼要資源回收？為什麼要儲蓄退休金？明天不過就是快樂的延續而已。

然而，在充滿疲憊和干擾的數位時代，活在當下的能力成了稀有而珍貴的商品。我的信箱裡充滿各種電子報，試圖說明不同哲學、宗教和心理學的自我管理策略，如何能幫助我把每天都過得充實，把每一刻都當成禮物。心理治療的文化承諾我們這樣的自由：只要驅除負面和欲望的惡魔，就能擺脫混亂的思緒和衝突的情緒。最新的暢銷書或許借用了佛教或古老斯多葛主義的哲學概念，但是把基本原則、宇宙觀及儀式都剔除了，讓所謂的培養超然、全然接受和內心平靜都成了廉價的商品。在這種新興的英雄式個人主義，彷彿人們只要征服自己的內心世界，就能主宰全世界。

我試著讓自己活在當下，專注在白血球數、換尿布和採買雜貨等事件。我閱讀許多書籍，內容是關於適度的期待、心智訓練和接受無法改變的事情。然而，即便我已經決心活在當下，未來卻不斷干擾我。我會翻箱倒櫃地為查克找更大的連身衣，並且想到或許下一個聖誕節，就得不斷告訴他「別把裝飾品從聖誕樹上扯下來」。我答應最好的朋友，下個春天要和她開車到北卡羅萊納州的海岸，讓她看看世界上最大的平底鍋（World's Largest Frying Pan）。

我希望相信永恆之美，相信我們眼前的無限未來。基督教的故事說時間是個循環。上帝是超越時間和空間的終極真實，創造了過去、現在和未來，而在祂的神聖意識中，這些時間都同時存在。我們身處於沒有時鐘的故事裡，這是一個相當令人費解的問題。耶穌以新生兒的姿態降臨，有父母和睡覺時間，因此基督信仰對永恆和時間的理解都以耶穌為中心。上帝是永恆的，但耶穌沒辦法活到中年。耶穌出生於大約西元前四年，但在上帝創造天堂和地球時也已經存在。三為一體（聖父、聖子、聖靈）的奧祕，有一部分源自我們相信神性存在於我們之前，與我們同在，也存在於我們之後。我們只要相信上帝早已存在，就能向著永恆接近。

然而，這些對我來說毫無意義。我只擁有現在而已。

我試著向好友華倫解釋這些。他是個受人尊敬的神學博士。某次，我出於無聊參加了漫長的大學系級會議後，告訴他我已經放棄了未來。

停頓了許久後，他問：「你認同真正的快樂是不需要焦慮地仰賴未來，而是享受當下的能力嗎？」

「我真希望你要告訴我，這句話是耶穌說的，」我說。「這是陷阱題，對吧？」

「是古老斯多葛學派的哲學家盧修斯．塞內卡（Lucius Seneca），」

他笑著說。「聽著，要努力充實地活過每一天，需要很大的勇氣。這是斯多葛主義的基本概念。然而，我們基督徒必須朝著未來而活。」

我不知道他的意思是什麼。我的未來就是懸崖而已。

——

我永恆的現在是這麼過的。每週三，我在破曉時分飛往另一個城市。我整天待在醫院裡，醫院聞起來像是燒焦的烤起司三明治。他們為我裝上攜帶型的化療點滴袋。我在午夜後飛回家。接下來三天中，化療的藥物會從我胸口的塑膠裝置輸入我的身體。休息七十二小時。然後，週三又措手不及地來臨。整個過程再重複一次。

結束一輪的治療時，我總是感到感激、疲憊，並且比之前再稍微虛弱一點。九個月之後，我的臉看起來浮腫而蠟黃。一片腳指甲在我的襪子裡脫落，出於禮貌，我藏起來不讓托班看見。臨床試驗的醫生們不再給我某種化療藥物，因為它造成的麻木太嚴重，我甚至沒辦法綁鞋帶或梳理越來越少的頭髮。然而，值得慶幸的是，沒有人提到要讓我退出研究。沒有人提到什麼和我的未來有關的事。

我聯絡了杜克癌症中心腫瘤科的卡特萊特醫生，暗自希望有一天能在他的醫院施打免疫治療的藥物，如此一來就不用特別飛到亞特蘭大了。

「好的，我們來談談怎麼讓你回來杜克。」他從善如流。

一個月之後，卡特萊特醫生傳訊息恭喜我。他能和大型藥廠默克（Merck）做些安排，讓我在杜克取得免疫治療的藥物。這個消息讓我充滿希望。不需要再在凌晨三點四十五分起床，不需要再花好幾個小時致電航空公司討論更改的航班，也不需要再仰賴親友的資助才能搭乘頭等艙。人生中最痛苦的一個章節終於即將結束。

然而，在杜克醫院腫瘤科的第一次會診，和我所期待的不同。

卡特萊特醫生坐在診間的椅子上，拿著我的病歷表，興致勃勃地看著。

一陣翻頁和自言自語後，他宣告：「哇！你可真是白老鼠，不是嗎？」

托班和我愣愣地看著他。

「但我沒有選擇，」我支支吾吾地說。「假如我不接受他們給我的所有藥物，他們就會把我踢出試驗。」

「臨床試驗的確是很嚴謹。但我們現在能用不同的方式來進行了。」他接著解釋，我不再需要使用化療點滴袋，因為同樣的藥物也有藥錠的形式。

我眨眨眼，忍住淚水。他也會大幅降低化療藥物的強度。

「真是太好了，真的很感謝你。」我幾乎喘不過氣，無法相信自己的好運。卡特萊特醫生現在用比較輕柔的聲音解釋，我已經不再是唯一的患者，他這幾個月也治療了一位狀況和我相似的年輕人。

「你還有一位接受免疫治療的年輕患者？在杜克？」我緩慢地重複。卡特萊特醫生還和善地述說自己如何為他取得相同的藥物，在幾個月前。幾個月以來，我得花掉家裡的存款、仰賴別人的善心，才能飛到亞特蘭大。幾個月以來，我不斷和保險公司爭論給付的部分，因為治療是在別的州進行。我得為了文書方面的錯誤，不斷和收帳單位通電話。我被迫掛著的化療點滴袋，其實可以用藥錠取代？我被迫不斷搭飛機，但其實可以直接走到自己的工作單位就好？

我和托班困惑地互看，接著轉向醫生。

「但我以為你也是我的醫生。」我不確定地說。

「我是你的醫生，」他詫異地說。我們審視對方一陣子，似乎不太確定我們有聽懂彼此的意思。「而且我也很努力讓你在杜克接受免疫治療。但我們得讓你留在臨床試驗裡至少六個月，這也是出於尊重對方。」

「不，我真的很感激，」我立刻回覆。「我很抱歉。我很感激。我想我沒弄清楚……。」

離開之前，他為我畫了一張圖表。他解釋，我正在接近臨界點。化療藥物漸漸失去效果，假如免疫治療沒辦法單獨對抗癌症，那麼我就得展開不同的治療方式。

他並沒有把治療方式的名稱說出來，而我盯著紙上的字跡。他的藍筆畫出一條直線，顯示免疫治療假如失效，癌症會如何發展。直線不斷向上、向上、向上，並且即將帶走一切。

我們可以把自己的未來延後多久？

高中時期，我奢侈地花了許多時間在數學課後的走廊上哭泣，感嘆自己的代數太差，不可能和紅髮安妮申請上同一間加拿大大學的獎學金（我不在乎她只是個虛構的人物）。我的數學老師布斯先生會探頭出來，喊著類似「B^-不代表你夢想的終結，鮑樂！」之類的鼓勵。

我並不相信他說的，但我還是喜歡他。他執教的每一天，都穿著白色的實驗室長袍，所以可以用整隻手臂的袖子來擦黑板。每次我們做出什麼中二的舉動又屢勸不聽時，他就會大嘆一口氣。

「這個圖形像海浪一樣起伏，像這樣通過X軸。」他會一邊畫著平緩的波形一邊說。「但是這個圖形有許多起伏的波形，互相錯雜，所以是裡面最性感的圖形。」他會在黑板上快速地畫出線條，揮舞著手臂，然後停下來，轉身看著我們。

「你們還沒準備好。」他看起來很失望地下了結論，然後用整隻手臂來擦黑板。我們那時的確還沒準備好。幾年之後，我從大學寫明信片給他，承認雖然看起來或許不明顯，但他對我的教學付出（以及他充滿過譽的推薦函），都將我推向更美好的未來。雖然過去表現平庸，但我進入了夢想的大學。

幾個月之後，我大學的信箱收到一封愉快的回信。布斯老師說他決定啟程冒險，到國外教數學，並且用我的明信片當他的推薦函。但他不久之後就過世了，只有五十六歲。

我曾經以為，「成年」就是大學畢業後展開的一段永恆時光。在大學時期，你學習自己即將投身的領域，僅此而已。我後來才明白，成年其實包含了許多其他生命，你雖然可以作夢和追逐，但光是管理孩子，用你的身體當他們的衛生紙，就會讓你手忙腳亂了。我曾經想過，人們生活、呼吸和工作的世界，是幾個世紀以來流傳下來的。但我從未想過，每段人生都必須持續地重塑，有新的探險和玩笑，而且可能猝不及防地戛然而止。

古代的斯多葛主義者知道這些。他們知道人生就和肥皂泡泡一樣脆弱。他們的世界充滿外族的入侵和圍城、霍亂和天花。丈夫葬送妻子、母親葬送孩童，而唯有預言家敢稍微篤定地談論未來。在他們的世界裡，把每天都當作最後一天來過似乎合情合理。然而，罹患癌症以前，我心目中的世界衛生而安全，一切都在預期之中——孩子們接受疫苗注射、人們自然老化，其他問題都只需要靠著麻醉藥、消毒劑和老媽放在廁所櫃子裡的藥瓶就能解決。

現在唯一有意義的時刻，是黎明前的幾個小時。我聽見孩子在嬰兒床上翻身，於是把他抱到胸前，彷彿我們是磁鐵，卻因為自然無情的法則而分開。

這場恐怖的疾病帶給我的沉重禮物，就是教導我如何活在當下。只有今天是最重要的：搖籃的溫暖，以及孩子歡樂的笑聲。而當我仔細檢視人生時，發現自己學到的不只是把握當下。在有限的生命中，平凡的日常都開始閃耀著光芒。我所愛的事物、我應該要去愛的事物，變得越加清晰和明亮。

我曾經因為背負著過去、被現在的瑣事占據，或是擔憂著未來，而沒能欣賞每個寶貴無價的瞬間。我那時不知道，你可能在上一刻心情低落，下一刻就出現在婚禮上，看著朋友艾利坐在飲料推車上，被新婚丈夫推過舞池，一邊大喊著：「我們永生不死！」他一開始或許是帶點諷刺玩笑的意味，但到了晚宴結束時，我們都開始相信了。

我剛因為癌症而住院時，朋友寄給我婚禮當晚的照片。我們都穿著禮服，環抱著彼此，披頭散髮，眼淚把睫毛膏在臉頰上染得亂七八糟。真是個狂野的夜晚。或許有幾秒鐘的時間，我覺得宇宙慢了下來，讓我可以喘過氣來。

像這樣的時刻似乎是超然的，我同時體驗了過去和未來，看見了一閃而逝的永恆。光陰不再如箭，天堂不再是明天的事。在那一秒鐘，天堂就是現在，我可以沉浸於自己擁有的美麗，也可以接受自己或許永遠不會擁有的美麗。

對於未來的希望彷彿某種需要小心掌控的武器，否則就會破壞活在當下的努力：按時治療、關心朋友的渣男男友，以及在兒子睡在身旁時，聞聞他的氣味。我希望一直活到生命的最後一刻。

對我來說，這樣的時刻永遠不夠。結婚紀念日永遠不夠，我所愛的男人始終認為早婚是個正確的選擇。我寫的歷史書的頁數永遠不夠，我將它們發送給老爸，他會戴上眼鏡面無表情地閱讀，然後大聲宣告「還算不錯！」。

早晨的時間永遠不夠，我會在一陣陣笑聲間用湯匙將食物泥送入兒子口中。假如要用這些時間來衡量人生，那我一無所有了。

每隔幾個小時，我就必須停下手邊的工作，因為我喘不過氣。我有時似乎已經瞥見可怕的未來，我將無法抱起自己的兒子——即使我是他的母親，他是我的兒子，光是這些字詞似乎就應該讓這件事理所當然。

每天晚上，我都清醒地為這樣的時刻做準備，想像著自己有一天會離開，甚至消失在他的記憶中。他將不再記得我的手如何放在他的一頭金髮上。他將會好奇，自己的長相有哪些地方遺傳到我（他的嘴巴），個性有哪部分受到我的影響（他的惡魔笑聲）。當他參加家庭派對，聽到別人提到「你讓我想起你的母親」時，他會受到打擊，因為陌生人都比他更認識自己的母親。

我訪問身邊每個失去過父母的人，想知道他們最珍惜的故事是什麼。我也不斷在網路上搜尋，想了解孩童的長期記憶。孩子要到幾歲之後，才能在記憶中找到我？我必須要做什麼，才能讓自己被記得？我問了心理醫生這些問題，他卻搖搖頭。

「凱特，你正在打基礎。是的，基礎會在那裡，但你或許沒有機會看見他最後建造了什麼。基礎是看不到的部分。」

—

我和朋友凱瑟琳坐在一台泥濘的越野沙灘車，開在崎嶇起伏的山路上。我們和一對阿帕拉契的導遊聊天。其中一位是年輕男子，似乎很少洗澡，時常露出笑容，卻沒有意識到自己大部分的牙齒都掉光了；另一位是看起來很乾淨的金髮女性，彷彿直接從攀岩雜誌中走出來，還帶著樂意與人分享的水袋背包。我幾乎因為懼高症而動彈不得，暗自發誓要讓女導遊多檢查我的安全裝置幾遍。邋遢的男導遊則為我精神喊話，要我盡情享受人生。

「你覺得看起來會是……哇喔！」我叫了一聲。男導遊轉了一個髮夾彎，我們都從椅子上彈起來。他處變不驚地用力踩油門幾次，似乎想看看油門是不是故障了。我瞪大眼睛看著凱瑟琳，而她不可置信地搖搖頭。

「為什麼我們都要戴著厚手套？難道溜索沒有剎車嗎？」我問。

「你的手就是剎車。」他愉快地說，並在高速行駛中低頭避開樹枝。

「假如我的手不是剎車呢？」我合情合理地問。「假如我衝向終點時停不下來怎麼辦？」

「如果你試都不想試，那我只能現在就帶你下山了。」他皺著眉頭說。

「不，我不是那個意思。我只是說，假如的話。假如我沒有停下來，直接撞上終點會怎樣？」我問。「我懼高症很嚴重。假如我陷入恐慌了呢？」

「喔，那樣的話，感覺會像是車禍一樣，」他一邊停車一邊快樂地說。

「我們到了！」他跳下車。當我們來到樹木茂盛的山頂，調整好安全索，並且從平台邊緣向下鳥瞰時，他已經仔細解說了他二十五歲的人生：他成長的小鎮、他追求不同的刺激工作，以及和女朋友搬到山裡「過自由的生活」。

「所以如你所願嗎？」我讓他幫我做最後的調整，一邊問他。「你覺得自由了嗎？」

「最近，我覺得有點受困了。我來這裡的時候行李只有一包垃圾袋的量，但現在已經變成兩包了。」接著，他對我露出缺牙的笑容，向後倒退出平台，朝底下墜落。

溜索沿著纜繩向下的隱約聲響，是他還活著的唯一證據。直到他終於在幾百英呎外再現身，頑皮地一邊旋轉一邊沒入樹叢中。

「我以為你是安全指導員！」我在他後方叫著。

「我不是安全指導員！」樹林間傳來回答。「我是降低風險的人。」

「降低風險的人。」我悶哼，固定好登山扣，準備第一次出發。我往後讓繩索拉緊，並用意志力逼我的手指鬆開。「放手，凱特，」我輕聲說著，覺得有些尷尬。「請快放開。」我的小指頭動了一下，但僅此而已。

「需要幫忙嗎，甜心？」凱瑟琳問我，但她也固定在平台另一端的樹上。安全第一。或者應該說，降低風險。

「我很好！」我回答，但緊緊抱著平台。「一切都很正常！」

我站在那裡整整一分鐘，或是兩分鐘，或許五分鐘。鳥兒鳴叫著，讓我很想開槍把牠們打下來。

第二位導遊完美的臉龐出現在我旁邊，微笑著。

「又見面啦，」她說。「你還好嗎？」

「沒事，」我的聲音開朗得不自然。「只不過……我最近幾乎快要死掉了。」我看著下方數百公尺的高度，試著動動自己的腳趾。但什麼也沒發生。

「啊，我懂了。」她說。

我看著四周的樹木，有茂盛的岩櫟、白松木和山核桃。我才意識到，我沒有考慮到自己多麼討厭樹木。

「我……呃……花了很多時間試著不要死掉，所以我不知道現在這麼做是不是明智之舉。」

「恐懼的感覺都是一樣的。」她輕柔地說。

「是啊，沒錯，」我說。「所以或許我留在這裡就好了。」

「你當然可以那樣，沒問題。但無論如何，我們都必須找方法下去。我可以理解的，我也有過類似的感覺。」她越說越小聲，南方女性想邀請你敞開心房時似乎都會如此。

「你也有過嗎？」

「是啊。」她說，一邊小心翼翼地靠在我身邊的平台邊緣。她告訴我，她在二十出頭時把一邊的肺臟切除了。

這不過是幾年前的事，但她開始從事冒險導遊的工作和跑步，測試自己的極限。她在去年跑完了一趟馬拉松。故事說完時，我們都放鬆地坐著，懸吊在半空中，而我的手慢慢鬆開了繩子。

「每件事都有風險。有時候，害怕的感覺其實也挺好的，因為我們知道，並不是每種風險都是等值的。」

或許是因為高度，或是因為她是我下山的唯一希望，但我覺得她說得沒錯。

活著需要很大的勇氣，就是這樣。每天都會有恐懼、失望和失敗，而到最後，英雄也會死。從上天的角度看起來，大概就像電影一樣吧。

「準備好承擔降低後的風險了嗎？」我對著空中大喊。

「好了。」凱瑟琳說。

「就緒。」導遊說。

「出發。」我是對自己說的，因為我出發了。

6

做你喜愛的事

我好不了了，我的病是持久的。托班和我仔細聽著這些字，像是把它們放到燈下好好檢視著。

過去幾個月來，即便少了化療藥物的輔助，免疫治療對癌症的抗戰仍取得了良好的成效，每個腫瘤都縮小了好幾倍。然而，腫瘤仍然存在，堅持不肯消失，引發醫生們無盡的討論。對於像我這樣罕見的病例，腫瘤科並不知道下一步該怎麼辦。殘存的病變是死去的癌細胞，還是它們正處在冬眠狀態？這個癌症可能會殺了我，也可能放過我。我聯絡的每個腫瘤科醫生似乎都抱持不同的理論，但無論我開口幾次，卡特萊特醫生都不願意詢問其他人的建議。同樣身為大學教授，我無法理解他的理由。你難道不好奇嗎？我們不該尋求多數決嗎？我的命運懸而未決啊。

在癌症又開始擴散之前，我或許沒剩太多時間了，因此假如需要手術治療，就必須立刻進行。我不願意受到卡特萊特醫生不情願的態度所影響，於是拜託了幾個歷史學家好友（都是很棒的學者），幫我徵詢更多頂尖人士的建議。他們立刻建立起豐富的線上資料庫，找到各式各樣的研究，而我們為這個計畫取了一個代號：沒有任何凱特被拋下（No Kate Left Behind）。這借用了以前布希總統時代的教育政策[9]，而巧合的是，我們每個人的名字都是凱特。我的凱特夥伴們到處詢問：像她一樣的病人情況都如何發展？你對手術的看法如何？短期的存活率為何？

根據大多數專家的說法，我必須採取強硬一點的方針。我的腫瘤中有一顆特別邪惡，埋在肝臟深處，附近都是讓血液輸往下身的重要血管。假如不小心劃傷了，我就會在手術台上失血過多。唯有世界級的外科醫生能順利移除，根治我的癌症。

---

⑨ 編按：該法案名稱為 No Child Left Behind。

「我不會這麼建議，」其中一位頂尖的外科醫生說。「否則你只會剩下很小一部分的肝臟。」我當時正在開車，而他則剛度過漫長的一天。但他還是打給我，因為他很仁慈，也知道我能猶豫的時間很短暫。

「你可以為我保留多少肝臟？」

「肯定會小於百分之二十，這取決於腫瘤精確的位置。但大範圍的肝臟切除將會大幅改變你的生活。你會很容易受到感染，也很容易疲憊。這和你考慮的其他肝臟手術都不同，甚至會削減你的生命，也伴隨著很高的肝衰竭機率。」

削減生命。我想他的意思是削減生活品質。但我們正在解決一些聽起來更真實的問題。我可能會被治癒但會死去。

醫生停頓了一下。我們都在思考這個數字的問題：凱特現在有百分之百的肝臟，但百分之三十布滿了癌細胞，而癌細胞是散布的。假如保留的肝臟不到百分之二十，凱特就會死去，那麼我們能移除多少癌細胞？

我覺得血液好像都湧向大腦，而我竟然在進行完基督教貴格會歷史的演講，開車回家的路上接這通電話，似乎是很愚蠢的決定。我把車停在鄉間道路的路肩。

「肝衰竭是什麼情況？」我終於問，試著讓自己的聲音平穩一些。

「進展速度很慢，凱特，真的很慢。當肝臟沒辦法完全消化食物，你的肚子會腫起來，皮膚會漸漸變黃。液體會累積，對橫膈膜造成壓力。你會呼吸困難，而毒素會在你的身體中累積，讓你沒辦法思考。這個過程……很慢。」

「幾個月，我猜。」

「是的，幾個月。」他同意。

「所以明確來說，假如我想要治療，你的意思是我可能會死在手術台上，就算活下來了，也會因為肝衰竭而慢慢死去？」

「是的。即使你沒有死於肝衰竭，你的生活品質也會大幅降低。但那是最好的狀況了。」

天空中烏雲盤旋，很快的，斗大的雨滴就打在擋風玻璃上。我把引擎熄火，將頭靠在方向盤上。

「真的很感謝你打電話來，醫生，」我說。我的聲音聽起來好遙遠。「如果你不介意，我想再收集一些其他意見，並盡快回覆你是否預約手術。」

我掛上電話，閉上雙眼。用力吸氣，快速吐氣，我試著讓自己放鬆，但內心卻緊繃而混亂。沒有出口了。我試著找到呼吸的節奏，鼻子吸氣，嘴巴吐氣，直到我聽見雨聲慢慢變小。我發動引擎，準備再次開上高速公路，而輪胎四周的草地柔軟而泥濘，堆積了太多雨水沖不走的東西。

當我靜止不動時，就會覺得有點全身發癢。我來自加拿大溫尼伯，這個地方像是漂浮在草原上的小島，而極度開闊的空間會讓人想做些怪異的事，例如無視老爸的意願，把他的藏書按照字母順序來排列。「A」是「almanacs」，也就是年鑑百科，是我性教育的啟蒙。直到後來，老媽在我的枕頭上留了一本《為青春期做準備》。我讀完之後，決定把它歸類為「G」，代表噁心的「gross」。

接著，在高中和大學之際，我迷上了嘗試的感覺——試著盡全力去推動極大的重量，好奇是否真的能有所突破。雖然我很快就理解到，「野心勃勃」對女性來說並不是讚美，但我接受了老爸的建議：野心的關鍵就在於願意讓屁股坐在椅子上很久很久。從這個角度來看，我充滿了野心。

當老爸第一次看到我的努力成果，也就是杜克大學壯觀校園的華麗辦公室時，他深情地告訴我：「假如你選擇離開這樣的地方，我會殺了你。」

但如今，我擔心自己爬得太快、太高，卻只能懸吊在枝幹上。在美麗的大學中，除了更多該做的事之外，什麼也沒有。

當我在幾個月以來，第一次打開辦公室的門時，立刻就朝著走廊大喊好友威爾的名字。威爾是主教和教授，也是唯一會利用星期天布道時間，在嘈雜的集會者前嘲笑我的人。因此，我通常會在被他發現之前，就先坦承我的失敗。

「威爾，看看這個。」我盯著整片牆的上百本書。每個書櫃優雅地以歷史年代來分類，並點綴著小擺飾，顯示我對這些時代有著深入認識。對於學者來說，書櫃是獎章陳列處。這些是我征服了的概念！別碰！這個版本的書是很罕見的。

「我要看什麼？」威爾環視著房間問我。

「這裡！」我比出像電視節目主持人范娜・懷特（Vanna White）的手勢。「這裡。就看看這裡吧！」

威爾向書櫃靠近些。「我看見很多關於美國宗教史的書。但是你教授的就是美國宗教史啊。」

「你覺得我以前真的打算讀五十本關於清教徒飲食習慣的書嗎？」

「我們對默默無聞的容忍度很高。」他笑著說。

「我不知道事情怎麼會失控成這樣。我朋友的丈夫在醫學院努力了超過十年，最後卻在擔任實習醫生時過世。我一直在想他的事。我們為了自己的職涯投入付出很多。一開始，我們會覺得，代價應該不會太高吧？」

「你在問我嗎？」

「是的。」

「等等，你回來了嗎？你要繼續教書了嗎？我以為你還在病假中。」

「我已經對病假感到厭倦了。」

威爾主教思考了片刻。

「你確定要這麼勉強自己嗎？如果你想專注在治療上，沒有人會怪你的。」

「從來沒有人告訴過我，恐懼原來窮極無聊。我想念工作。」我一邊說一邊重重地坐在沙發上。威爾坐到我身邊，我們沉默地看著書櫃沉思。

「威爾？」

「嗯？」他閉著眼睛，雙手抱胸，垮著肩膀，應該正在思考新的布道內容。

「我要怎麼知道工作已經對我造成太大的負擔？」

「嗯……」他的眼睛又閉緊了一些，回答：「這取決於你說的是工作，還是一生的使命。」

——

當我剛取得杜克大學的職位時，行政人員讓我坐下，給我一大疊紙張，說我必須在七年之內完成十件事，才能保住自己的飯碗。我得寫兩本厚厚的著作，以及八篇學術文章，而其他資深同仁會坐下來討論我的學術成就是否有價值。唯有如此，我往後才能按照自己的步調生活。

而在這段時間內，身為這個職場中的女性，我必須考慮自己是否有時間懷孕生子、經營家庭。我本來並沒有意識到這一點，直到遇到了一群志同道合的同齡美國宗教學者夥伴。我發現每個男性平均有三個孩子，女性則只有一個或沒有。學術圈的女性真的沒有餘裕同時具備生理上和學術上的生產力。假如我們想要孩子，就得把生理時鐘設定為所謂的「終身職時鐘」。在杜克大學的聘書上簽名的兩千五百五十天後，終身職的鐘聲會響起，我必須讓自己成為頂尖的學者和作者，建立起不容質疑的專業。對於能得到老爸一生都失之交臂的職位，我感受到恐懼和感恩的複雜情緒。

—

老爸在我十四歲時離開家。他並不是拋棄我和姊妹們，也絕對不可能在理智正常的情況下，丟下我那像極了演員黛安·蓮恩（Diane Lane）的老媽。然而，他還是離開了，而我們幫他把少少的幾件衣服（五件襯衫、一件西裝外套、兩件毛衣和一條休閒褲）放進扁扁的行李箱裡，並在房子裡搜尋他可能需要的其他東西。他行李大部分的重量都來自書籍，我們一直叫他再考慮一下。我們可以幫忙保管這些書，到他準備好為止，無論多久都沒關係。

我真正感受到老爸的缺席，是在我家那因潮濕而壁紙剝落的廁所裡，少了他的刮鬍刀、牙刷，以及寬齒的梳子，後者是銅色的，看起來像一把硬幣。他把其中一副閱讀用的眼鏡留在浴缸旁，因為他覺得廁所就該有圖書館般的藏書，不過我覺得真的太不衛生。老媽總是會定期留紙條要他更換新的衛生紙捲（你做得到！對，你可以的！），但他的心思都投注在別處了。

我的父母在他們二十幾歲時，都達成了家族中前所未有的成就，順利進入大學，並且大展身手。他們都取得英國大學的獎學金，研讀博士學位，老爸主修歷史，老媽則是音樂。老爸是天生的領導者，喜歡板球、都鐸王朝歷史，也喜歡在八樓的小公寓裡努力不讓兩個幼兒腦震盪。老媽的聲音是很獨特優美的次女高音，參與前衛的歌唱團體「電子鳳凰」（Electric

Phoenix），在歐洲各地巡迴表演。他們的代表作聽起來像是鬼魂受過古典樂訓練後，在迪斯可年代的遺跡中出沒。老媽甚至見過兩次查爾斯王子。

當他們決定搬回加拿大找工作時，工作機會很稀少。他們追著幾乎沒有的大學教職，直到全家搬到曼尼托巴大學。老媽在那裡大放光明，不久後就成為他們音樂學院第一位得到終身職的女博士。

當我和姊妹們病得太重，沒辦法去上學時，就會在老媽辦公室裡的松木鋼琴下睡午覺，或是在走廊上邊跑邊尖叫。我們都喝了很多橘子汽水，精神亢奮。我們很少拜訪老爸，他的位置在某棟建築裡小到不行的儲藏室。老爸的頭銜是兼任教授（adjunct），那是拉丁文，意思是「下屬」，而其他人也這樣對待他。假如下個學期想要繼續教書，他就得每隔幾個月都重新申請教職，否則要申請的就是失業保險了。我童年時對老爸的回憶，大多都是他坐在辦公桌前，埋首在一大堆藍色的教科書中，批改一百份作業。

老爸每個星期必須往返三間不同的大學，教那些正式教授不願意教的課程，才能掙到勉強餬口的薪水。因此，他的專業廣泛，從中世紀英國的犯罪到加拿大殖民主義，再到辛普森家庭的歷史都很精通。不管從任何角度來看，這都非常荒謬。他花了整整十年的時間，不是為了教學職涯努力，而是為了擠進學術的窄門。然而，他卻只能在凌晨兩點時，在校園的飲料販賣機投錢買另一罐激浪汽水。他離我們越來越遠，每天越來越晚睡，體重也越來越重，帶著一種我說不出來的憤怒。直到我在自己身上看到同一種情緒，我才終於明白：因為自己所做的一切都可能化為虛有，而感到憤怒與恐懼。

老爸的情況持續了十年。當我十四歲時，老爸終於有機會得到全職的工作，還有可愛的同事及自己的研究室，門牌上會寫著他的名字。但是工作的地點離家兩個省份，在卡加利省。我曾經在那間學校贏得雷根糖大胃王比賽。在那裡，他變得不一樣了。他開始為學生舉辦聚餐派對，也指導曲棍球隊，帶領著球迷對敵隊和不公平的裁判禮貌地抗議。在我們全家的內心深處，都相信這份工作救了他一命。

然而，正如我從自己的肝臟圖表所學到的，任何事物都有其代價。

醫生從我的腫瘤取樣，移植到小白鼠身上，想看看結果會如何。老鼠和我都是某個人的研究對象，但沒有人告訴我那個小東西狀況如何。我們都好嗎？

「即便等待也可能會有代價。」醫生在我們第十二次會談時說。我開了很長一段路的車去見她，穿著病人袍坐在診療台上，光裸的腿晃動著。「有鑑於我們把你放進核磁共振機裡的頻率……」

「什麼意思？」我問。「是我的癌細胞一直在生長嗎？」

她陰鬱地回答：「不，因為我們太頻繁掃描你的癌症，我很擔心我們會造成新的癌症。」

我在她面前翻了白眼，開始穿上褲子。

——

龍舌蘭在維真大學是違禁品。這間大學是電視布道者及保守派代表人物派特．羅伯森（Pat Robertson）的根據地。因此，TJ、道格和我在附近找了一間餐廳，用還算可以的薯片和酪梨醬來中和瑪格麗特酒[10]的威力。週末時，我花了四個小時從德罕開車到維吉尼亞海灘。我正處於兩次化療之間，而這是我們教授會做的事。分散在全國各個大專院校的教授維持珍貴

[10] 譯註：瑪格麗特酒是用龍舌蘭調配的雞尾酒，製作時通常會用萊姆抹過杯口，然後在細鹽中沾一下，讓飲用時風味更佳。在炎熱的夏季適合作為餐前酒。

學術友誼的方法，就是報名參加各地的免費研討會，目的是利用晚上和其他教授爭論。我們討論的內容大概會讓身邊的家人朋友都極其尷尬吧。沒有什麼細節會太過具體，沒有什麼評論會太過自命不凡。我們的心智不斷競爭和延展，一邊大笑一邊打斷彼此的話。

TJ和道格勸我用罹癌前的研究來舉辦講座，主題是保守基督教女性的現代史。然而，我覺得學術發展的可能性已經離我越來越遠。

「你對講座有什麼打算，鮑樂？」TJ一邊問我，一邊對女服務生露出微笑，示意：請再來一壺瑪格麗特酒。

隨著時間越來越晚，我們對於基督教福音派歷史的辯論也漸漸告終，我可以感覺到他們開始挖掘關於我的研究。

「你還剩下多少檔案研究要做？」道格問我。

TJ和我對看一眼，我壓抑住緊張的笑聲。在我們的群組中，道格出了名地擅長深入的檔案研究。他即將完成一份關於十八世紀新教徒世界宗教衝突的歷史研究。相較之下，我的研究顯得相當渺小而粗糙，沒有任何發展的潛力。

「我不知道，」我開始解釋，試著專心並坦承相告。「我以前做了不少，我想。」

「你進展到什麼程度？」他問。我的朋友們在椅子上坐好，似乎在說：從頭開始說起吧。

於是，我開始告訴他們我做過的研究。上百小時的研討會和布道會的影像記錄。我建立了巨量的資料庫，想探討女性是否被允許領導美國大型的教會，又是如何領導。我出席了許多活動，總計訪問了超過一百位基督教的知名人士和支持贊助的商業領袖。我看看牆上的時鐘，發現我已經說了快要一小時，但兩位男士仍然認真地點頭，似乎想把每件事都整理進抽屜裡。

「但這些現在看來似乎有點蠢。」我的聲音越來越小。

「為什麼蠢？」TJ擔心地問。他有潛力成為很棒的心理師。

「嗯，就是有一點……」

「什麼？」TJ的聲音堅定但溫柔。「為什麼？」他的手一揮，像是要把一切攤在桌上：我們這幾個小時討論的所有近乎偏執的閱讀、搜索、思考和寫作。

「我不知道……但最近，這些都讓我覺得有點荒謬。」我說，但聲音並沒有自己想像的那麼富有哲思。我父親花了十年才完成聖誕節的歷史著作。我花了十年才完成上一本關於成功神學歷史的作品。而我只剩下八個月了。

「我們為了工作付出了一切，但我現在真的想知道：這有什麼意義？」

就本質上來說，大學教授都很浪漫。我們愛上了古老書籍的味道，也熱愛在成丘的研究穢土中尋找一粒金沙的刺激。我們教書、寫作、破壞家庭假期，只希望嚴謹的學問能為人類承擔起文明的重量。然而，從現實層面來說，我們的學術生涯大多在追求穩定的工作，試著讓投注八年的著作銷量衝破五百冊，並且抗議同事的升遷，只因為對方並沒有好好讚美自己的著作。即便職涯早已令我們心碎，我們仍深愛著這份職涯。

「嗯……」TJ四下張望了片刻，接著，在看見另一壺瑪格麗特酒上桌時，露出了大大的笑容。他慢慢地為我們各倒了一杯，給我一些時間沉澱，然後又花了一些時間喝了一大口酒，舔了一些鹽巴。

「聽著，鮑樂，」他終於說。「我看到你今天站在講台上，你讓每個人都沉醉了。不，你聽好了，這是你的天職。」

我陰鬱地看著他。

「把書寫完吧。」他堅定地說。

「但假如我今年夏天就死了……」我從冷井深處挖出了最冰冷的句子。

「我在地球上的最後時刻，是在寫一本沒有人會看的愚蠢歷史書，為的是我保不住的工作。或許我更應該把珍貴的每一分鐘都花在我兒子身上，雖然他也不會記得我。」

這遙遠的夢想，我父親的夢想，是放手的時候了。

道格已經沉默了一段時間，雙手交疊在桌上，食指相觸，像一座尖塔。他的食指互碰了幾次，似乎在決定該說什麼，然後才抬起眼神，把想法全說出來。

「凱特，我相信你一定有辦法把大部分的精神放在孩子身上。你總是能這麼做，以後也都會這麼做。但是你對自己著作的說法……不太對。我是這麼覺得。」

他停了一下。「你喜歡你的工作嗎？」

「是的。」我承認。

「而且你表現得非常出色，」他的口氣很肯定。「但你一直把自己的人際關係述說為人生唯一有價值的事物，似乎在說工作是次等的，只是表達自身野心和渴望的管道。但你的工作是你熱愛的，也是你的天賦……我不知道怎麼比較委婉地表達。」

我試著看他，但內心的情緒翻湧。

「凱特，」他再試了一次。「假如最糟的情況發生，而這本書是你完成的最後一件事，查克一定能在書裡找到你。」

當我把臉埋在掌中時，ＴＪ把手放在我的背上。

「你會在書裡的，鮑樂，所以把書寫完吧。」ＴＪ說。

「好吧，」我尷尬地清清喉嚨。「嗯，好吧。」我向服務生揮揮手。她很努力假裝我們這桌的氣氛不像守靈那樣哀戚肅穆。「謝謝妳，女士。我們還有很多要討論的，所以會需要再來一壺酒。」

隔天早上，我把整個研討會都翹掉了，穿過整個校園，推開了圖書館沉重的大門。

櫃台後打工的學生正在滑手機，與周遭幾乎無人聞問的巨大書櫃迷宮顯得格格不入。視線內沒有半個人。

「嗨！」我雀躍地說。「我今天早上看了你們的資料庫，發現你們有這份雜誌四十年的所有期數。」我把寫著雜誌索書號的紙條交給他。「我會需要你幫我掃描。我可以示範給你看嗎？」然後我就自顧自地出發了。

工讀生跟在我後面，穿過一個又一個書架。雖然從來沒有來過這裡，但我還是快速閱讀著指示牌，順利來到占了整整兩面牆的雜誌櫃。閃亮的雜誌封面看起來不曾被打擾過。

「我開始掃描囉？你可以幫我為檔案命名。」我說著。

「哪個雜誌？」年輕人疲憊地問。

我幾乎無法壓抑自己的熱情。「全部啊。」

——

我們又從頭討論了一次。我的醫生朋友馬克思來訪，我們討論了數十個讓我做出決定的小事件。我們討論了「減積手術」（debulking）和肝臟手術的潛在風險。我們討論了免疫治療的未來，以及是否會有新的藥物及時出現。他幫助我更了解所有的細節，直到我熟悉了所有的術語和選擇。

「我想，我希望切除整個肝臟的右葉。這樣會超過整個肝臟的一半，但會再長回來。抱歉，我是說肥大（hypertrophy），不是長回來。但這麼一來，就能切除幾個比較大的腫瘤，而無法動手術的部分，則可以在之後用放射線治療。」

「好的，」馬克思終於說。「就這樣吧。」

「就這樣吧。」我複誦，一邊用棉被把腳包好。無論氣溫如何，我都堅持所有艱難的抉擇必須在戶外的藍天下進行。否則，你要怎麼確定自己還活著呢？

「有件事我會請病人做。我會請他們把日期標註起來。你是根據所有現有的訊息做出決定的。或許，下個星期就會有新的治療方法，或是新的挫敗，讓你的選擇看起來很糟糕。你可能會把自己逼瘋，一直想著假如或我應該……，但此時此刻，你知道這是根據現有資訊判斷下，最好的選擇了。」

「你應該容許自己說：『我當時不可能會知道……。』」

我重複了他的話。

「完全正確，」他說。「這個決定和其他任何決定一樣，都應該放在當下的時空來看，無論結果是好是壞。」

我讓自己放鬆靠在椅背上，以更清楚看著天空的藍色和雲朵的變化。

「事已至此。」

「事已至此，」馬克思同意道。「週三了。」

——

離開家三年後，老爸又搬回家裡，放棄了卡加利優渥的大學職位。我那時已經離家念大學，但我知道他變了。他即將回到曼尼托巴那棟狹窄的建築裡，領同樣微薄的薪水，面對同樣孤單的職場。然而，他堅持應該要有人來寫一本關於聖誕節的百科全書，甚至是一本關於聖誕老人本身的歷史。

曼尼托巴大學最近想重新調整兼任教授的合約，而根據傳言，我年長的老爸必須教更多課，工作保障卻更少。於此同時，他也很清楚這份職涯已不再是他的使命，只是一份工作而已。

「嗯，我想就這樣吧，」老爸對他最後教的某個班級說。「我看了一下日曆，發現已經沒剩多少時間可以學中文了。我一直想學中文。而饒舌和嘻哈樂的差別又在哪呢？」

老媽回報說學生都笑了，但老爸露出那種無法完全下定決心的奇怪表情。

「我聽人們說，人生就像一捲衛生紙。你距離終點越近，就會過得越快。這似乎越來越真實了……。」老爸這麼說，然後毫無預警地把話題轉回歷史，討論起法國人的眾多不足之處。

隔天，當他去辦公室收東西時，差點在門外的一疊衛生紙上絆了一跤。

他想把紙捲撿起，卻在地上滾了開來，他發現上面用藍色墨水寫滿了字。是饒舌與嘻哈的差異，是中文的入門課程。而學生們寫了友善的勸戒：慢下來，時間還很多。

「所以，我想，我就該那麼做，」老爸當晚在電話中對我說。「我不會再急著直奔終點。還有什麼能做的事呢？」

「我不懂，老爸，」我逼問他。「幾年前你的大學教職做得好好的。我不是說你應該簽這份糟透了的新合約，但我不懂。我覺得你這是無謂的努力。」

無謂的努力，親愛的。

我的人生中，老爸總是這麼說。在晚餐時。在車上時。在我小學上台報告莫札特，同學卻只想聽別人報告重金屬樂團克魯小丑（Mötley Crüe）時。我彷彿可以聽見老爸說：知識就是知識，無論如何都好好報告吧。

「我的確喜歡教書，」他慢慢地說。「但現在……我認為……就算想要更多也是可以的吧。」

「好吧，」我停頓片刻。「這聽起來非常合理。」

「的確很合理，不是嗎？」

「喔，對了，新消息。我決定把書寫完了。在爭取終身職的期限前，我還有五個月的時間。我算了一下，這代表我得在一百八十三天內，每天都寫出完美的五百字，才能完成總長十萬字的書稿。」我喘不過氣地說。

這很荒謬，我們兩個都知道。

「聽起來太棒了！」他鄭重地說。「我會密切關注你的職涯發展。」

——

接下來的幾個月裡，我每天清早瘋狂寫作，漫長的下午待在醫院，其他時間則陪伴著查克和他的玩偶華勒斯先生。每當房子被迅猛龍肆虐過後，華勒斯先生都會陪他整理。每個晚上，老爸會仔細閱讀我的作品，提出建議，並宣告今天的成果「還算不錯」。

五個月後，就在我的終身職申請截止前一天，我把整份稿子寄給老爸，讓他看看標題和前言之間的致謝詞。

獻給老爸，感謝你在我墜入谷底時替我拍去身上的灰塵，並重新護送我登上山峰。

老爸看著螢幕，用力眨眼，似乎突然過敏嚴重發作。

「嗯，」他呢喃著。「你並沒有摔得太下面。」

「謝謝你，老爸，」我悄聲說。「這是場很美的夢。」

「是啊，難道不是嗎？」老爸同意道，並坐回椅子上，雙手在腹部交疊。

「真的很美好。」

家裡又再次忙碌起來，這次是為了我的肝臟切除手術。我的婆婆打包著查克的睡衣、短褲、短袖和泳褲，以及十七隻絨毛動物——查克把它們放在臉上摩娑，深深吸了一口氣，滿足地吐氣，然後宣告它們是不可或缺的夥伴。我的公公婆婆慷慨地同意，一旦得知我手術成功的消息，就帶查克出門渡假一段時間，因為我不希望查克看到我在醫院的樣子。

我知道自己沒什麼好打包的——洗面乳、牙刷、襪子和梳子——因為真正辛苦的準備工作是心理層面的。對著醫院負責辦理入院的人員微笑。把頭髮綁好，塞進手術帽中。不需太在意手術袍的繩結，反正都會脫掉。告訴護理師哪條血管在上次靜脈注射時總是失敗。接受當病床朝著手術室移動時，內心隱約浮現的歇斯底里。

如果你伸手握住手術室門口穿著神職人員服裝的長者，醫護人員就會再給你一些時間。家人和朋友都被帶進等候室，受到安撫並拿到一個呼叫器。而那位神職人員一直在等這一刻，因為他知道該做什麼。他的使命就是為了這樣的時候。

「現在是凌晨四點，威爾，」我的聲音很粗糙。「你一定很愛我。」

主教像個南方紳士那樣忽視我這句話。他來到病床前，把手放在我的頭上。

「主啊，請保佑那些外科醫生和他們動手術的手。保佑她的照護和痊癒。保佑這位你珍貴的女兒。」

我看著他，眼中盈滿淚水，但他的雙眼緊閉。

「主啊，如果你願意，請讓她活下去。她最美好的作品還沒有完成。」

7

末日審判

會面只持續了十分鐘，因為我想不到要說什麼。假如那天的檢驗室裡有攝影機，只會錄到一系列平凡無奇的動作。醫生進來和病患握手，病患在醫生說話時點頭。桌上的電腦螢幕打開，醫生向病人展示了一些黑白的影像。當醫生指著螢幕畫面時，病人重新調整椅子的角度，想看得更清楚。醫生聳肩，病人也聳肩。雙方交流了幾句話，醫生遞出名片，病人收下名片放在背包裡。雙方離開。

—

肝臟切除後的漫長夏天，我都在照顧肚子上七英吋的傷口。手術是受到精心克制的暴力行為，康復則是一種奇妙的結果。我真的遇到了這樣的事嗎？這不可能是我的身體吧？給我一分鐘檢查一下。不，這應該是別人的身體。

「我好懷念抱著查克的時候，」某天晚上在附近散步時，我惆悵地告訴托班。「他就像一籃可愛的小狗。」

「比較像是滿滿一籃的杜賓犬。」托班回答，一邊把查克抱起來，翻過肩膀，聽著他愉快地尖叫。

我準備與放射腫瘤科團隊見面，討論針對無法切除的危險腫瘤的治療。我等了將近兩個小時，放射腫瘤科醫生才進入檢驗室，和我握手。「我很抱歉，」她有些上氣不接下氣地說。「但是我找不到。」

「我完全找不到，」她又說了一遍，一邊開電腦一邊慢慢說完最後幾個字。「讓我開給你看。我們整個團隊都一起找了。」

事到如今，影像對我來說已經十分熟悉。白色柱狀的部分是我的脊椎，我的肺部、腎臟和肝臟的輪廓在畫面內浮現又消失。醫生正在尋找適合的角度。我肝臟右葉原本的位置，如今是詭異的黑暗空洞。可以看到新鮮的組織大幅地腫脹了，意圖填滿空洞。

「啊，在這裡。」她停在某個畫面。

「再次抱歉我們遲了。我召集了放射科的團隊，確認我的發現。我們花了很長的時間，才找到它的位置。它在那裡。」她畫了一條螢光綠的線段，就像十分錢硬幣那樣短而薄。

我們都向螢幕靠近，伸長脖子仔細看。我的胃一陣緊縮。剩下那顆彈珠大小的腫瘤消失了。醫生們總是告訴我，最好的情況就是腫瘤會死去或進入休眠，但不會真的消失。

「為什麼不見了？」我悄聲問。

「或許是被壓扁了……像鬆餅那樣？」她的聲音高了八度，似乎在下結論。

幕。

「有什麼東西會把腫瘤壓扁？」我問。「這會和手術有關嗎？」

「我不認為，所以應該沒有關係。」她回答。我們都無法將視線移開螢

「我的最後一個腫瘤……壓扁了。」我重複道。

「我認為是這樣。」

「那麼……」

「如果你希望，我們可以十月再掃描一次，」她提議。「但我不會對這個腫瘤再進行放射線治療了。」

「好的，」我說。「我需要再思考一下。」

「或許我應該為你寫下來。」她開朗地說，似乎是察覺我完全無法清楚思考。她拿出一張名片，寫下本來打算進行的放射線治療方式。接著，她用藍筆在下面寫上鬆餅腫瘤。

「這就是今天所發生的事。」她說完把名片遞給我。

「是的，謝謝你。」我說著把名片放進背包的夾層，並且走出大門。

我把鬆餅腫瘤的事告訴托班，這個消息讓他閉上眼睛，揉著太陽穴，然後去睡午覺。我沒有告訴別人。我們現在使用的語言一點都不輕鬆隨便，也不會輕浮地在沒有證據的情況下說話。我們不會說出可能必須收回的話，或是重新拾起放下了的希望的話。所有知情者之間似乎出現了某種革命情感，而決定保持沉默。

我耐心等待兩個星期後的腫瘤科會診，接著又等待卡特萊特醫生花了十分鐘的時間，找到放射腫瘤科醫生在掃描影像上標註的亮綠色線段。

「是的，它消失了。」他說。

「不只是被壓扁嗎？」我充滿期望地問。

「消失了。」他重複道。

前一段時間，我問遍了整個國家的醫生，有沒有患者對免疫治療有「完全的反應」。但我得知，僅有極少數的例子是如此。

「好的。」我輕聲說。笑容在我的臉上綻放，我看著醫生關掉明亮的影像，讓螢幕陷入黑暗。

——

我大部分的家人和朋友都全心喜悅接受了我腫瘤消失的消息，他們似乎打從一開始就這麼相信了。她治癒了，感謝主，真是奇蹟。他們會討論一下相關的細節，聲音中充滿驚喜，然後話題就突然轉回足球練習，以及烤箱裡披薩的配料。然而，事實是對許多人來說，這件事早已經結束很久了。

奇怪的是，有時候最愛你的人卻最早停止擔心你。堅定無比的樂觀主義會成為你們之間的藩籬。你會沒事的。只要與此相反的想法，似乎都難以溝通。痛苦既親密又疏遠，既強烈又無趣。而根據我約略的估算，無論多麼糟糕的消息，只要過了三個月後似乎就會變得老掉牙。你的腳突然爆炸了？北極熊正在組織工會？喔，我已經聽說了。

我們發現，要討論任何長期或慢性的事物都很困難，例如持續折磨我們的情緒或身體上的痛苦。一直以來，美國夢的根基就是真心相信「只要有心，可以超越任何障礙」，但不是所有的問題都能被克服。定義我們的時常是我們深陷的困難，而不是我們征服的事物。任何持續的痛苦都應該被畏懼，但又有誰能承受這麼長期的恐懼呢？

我的朋友路克曾經告訴我，基督教傳統對於時間有自己獨特的語言：悲劇、末日和牧人。

「你現在所描述的是悲劇時期。」他說。悲劇時期是對於神的至善的探究。邪惡席捲我們的生命，摧毀了我們認為一切都能回歸美好的幻象。於是，我們突然開始懷疑世界的良善是否存在。我們掙扎面對生命的長久和短暫。我們就像是《咆哮山莊》的男主角希斯克利夫，被迫失去摯愛的凱瑟琳，並且忍受著充滿失去和懷念的人生。

「你總是能順利度過這樣的時期。」他大方讚美，因為我的確如此。

我露出微笑。

「但是還有末日時期，和悲劇時期有所關連，但有所不同。」帷幕已經掀起，我們看著自己站在懸崖邊緣。既有的體系都遭到摧毀，不公不義主宰了全世界。apocalypse 這個字除了末日災變外，也可以翻譯成「啟示錄」，而其中的先知會尋找不同的徵象。有些人看見超自然的線索，例如讓整個國家道德淪喪的罪，或是阻止上帝的國度降臨人間的罪惡。而我們必須撤退到丘陵間，清除我們的不純淨，恢復以色列，或是防範反基督教者的出現。大部分的末日論者其實只要看看地球本身就夠了。氣溫再高幾度，北極浮冰就會融化，森林大火會肆虐，而土壤則因為人為的汙染變得惡臭腐敗。世界末日近了。

末日時期一切昭然若揭，既美好又可怕。最終章已經展開，一切都太遲了，我們故事中所有隱藏的面向都開始揭露。我們看著車窗外乞討的人，我們認識一些人又忘得一乾二淨，我們受不了朋友帶來的負擔或炫耀，只好慢慢疏遠。一切彷彿一場精采的曠世巨作，我們柔軟的人性、憂慮與希望都交織在一起。我不斷領悟到同一件事：每個人都是一樣的。

在亞特蘭大機場度過的每週三清晨，我都能看得很清楚。我看過許多無家可歸的母親帶著孩子，在廁所洗手台清洗他們帶著睡意的臉龐，希望能設法讓他們上學。他們會睡在行李轉盤附近，帶著所有的微薄財產，假裝正在等待班機。我以前為什麼沒能看見世界真正的樣子？如今，沒有任何方法能將這些畫面從我心中抹去。

我知道自己應該要從基督信仰中得到安慰，要相信帶來救贖的末日——世界會突然但美好地結束，閃過耀眼璀璨的光芒，灼燒我們的雙眼，讓我們的內心充滿恐懼和安慰。然而，於此同時，去他的。假如這真的是我人生的終點，我會想在這裡……回覆電子郵件嗎？在這樣的時刻，我會去租一台推土機、在職場午餐聚會上突然離席、把家具在臉書上全數贈送，直到我丈夫在下面有禮貌地留言，希望能留下他最愛的椅子。

假如能有所選擇，大部分的人都不希望經歷末日時期或悲劇時期。路克解釋道，他們活在牧人時期。牧人時期季節分明，播種、收割和放牧，讓土地得到耕種，也讓家畜受到牧養。我們都知道為什麼「牧師」（pastor）的稱呼來自「牧羊人」（shepherd），因為大部分神職人員的職責都是照顧人們的日常生活。我的神學院學生選擇的志業，是加入神的偉大事業，將天堂帶到人間。但他們卻發現自己總是在處理教堂的音響問題，或是試著把那個誰踢出教會的委員。

「聽起來窮極無聊。」我打斷路克。

「教會的曆法把那稱之為『常年期』，凱特，人生大部分都是如此。」路克給了我一個眼神。英國人雖然自制力極高，卻也很擅長這種尖銳的交鋒。

「好吧，」我投降了。「我想我沒辦法再習慣這種時期了。」是不是有點太自鳴得意了？有點太確定世界末日的戲劇性，永遠比日常購物、把照片掛起來或是納稅更重要？每件事都應該有專屬的時期。

我們得知托班親愛的祖母過世了，所以搭上飛機回到曼尼托巴。上百個人來到鄉間的教堂向他祖母致意和道別，聽她的丈夫和小孩說故事、朗誦經文、優雅和諧地唱聖歌。許久以前的門諾派教徒與撒旦交涉，以換取歌曲的禮物。不過，當下沒有人想和我討論這些理論。告別式後，年長的女士們在自助餐桌上擺滿麵包和棉花糖沙拉，以及任何她們能大量製作的食物（其實任何食物都能）。而後，家族成員聚在墓前進行儀式，目送她在農場旁安息。她在那農場生活了八十年。棺木開著，她安詳地躺在十月的和煦陽光下。

我們握著彼此的手哭泣，而孩子們則四處亂跑，攀爬附近的草堆，毀掉身上參加喪禮的正式服裝。

農地裡的作物已經收成，所以一片空曠。我們家族站在其中，看起來很美，充滿了生命力與愛。在我們返回北卡羅萊納之前，我進行了自己的計畫。我在農場邊緣買了一塊地作為我們的墓地。遙遠未來的某一天，我們會在積雪下長眠，而我們的孫子則會在一旁修補大麥田的圍籬。

外科醫生指著螢幕上的暗色斑點，一邊快速掠過明亮的影像，一邊用原子筆敲著螢幕。就在這。從這個角度可以把深度看得更清楚。從側面又可以看到了。

他本來應該檢視我腹部長長的手術傷口，欣賞那毫無皺褶的縫線。他會向我展示新的掃描，指出大塊肝臟移除後的空洞部分。我們會握手。我之前沒有機會向你道謝。你的手術真的很完美。

相反的，我愣愣地看著螢幕上一顆顯而易見的腫瘤。我的體內長出了新的東西，沒有人提過這種可能性。這東西看起來是侵略性很強的癌症。外科醫生調整了坐姿，清清喉嚨，停下來等我消化這消息。這是術後追蹤。

這只是術後追蹤。

外科醫生似乎放棄等我說話，起身告辭。最終，他又帶了一些文件回來。他告訴我，卡特萊特醫生沒辦法加入我們，但是有提出關於下一步的建議。他們為我再次預約了放射線治療，就在醫院的某處進行。卡特萊特醫生希望我能一切順利。

外科醫生離開，關上診療室的門。

有人輕輕敲門，一位護理師探頭進來。

「親愛的，有人跟你一起來嗎？」她柔聲問。

「呃，沒有……我只是來追蹤的。」我想解釋，但沒辦法解釋。

——

在這段漫長的日子裡，我正準備著查克的四歲生日。每天晚上，我們總是鉅細靡遺地重演他出生的那一天。我很努力把所有噁心和痛苦的細節都移除了，並且聚焦在重點情節：偉大的發現。

「當我的肚子裡有個孩子，我知道他有一天會試著想要出來。孩子不斷推啊推的。你知道那孩子是誰嗎？」我問他。

「是我！」他開心地宣告。他知道自己的台詞。

「但我那時還不知道，」我說。「所以我去了醫院。孩子推啊推的，卻始終不出來。」

「那是我！」

「但我那時還不知道。」

「終於，時間到了。孩子推啊推的，終於來到這個世界。護理師把他抱起來擦乾淨，仔細地檢查，也幫他量體重……」到了這個部分，查克再也無法忍受懸疑的氣氛。

「媽咪，那是我！」

「是啊。他們終於把孩子放到我懷裡。我和那孩子第一次看著對方的眼睛，而我們深愛著彼此。我們在那一刻就深愛著彼此。你知道我說了什麼嗎？」他的眼睛睜得大大的。這是我們最喜歡的部分，所以我們不急。

「我說『原來是你。原來一直都是你。』」

「那是我！」他說著，然後嘆了口氣。「這就是我出生的故事嗎？然後我越長越大？你以前也是孩子嗎？你也越長越大？」他對於人們如何變老的問題很執著。「但是曾祖母被埋葬了，」他突然說。「他們挖了一個很大很大的洞，把她埋在土裡面。」

「噢，親愛的。曾祖母真的很特別。當她過世的時候，每個人都非常難過。他們把她的身體埋在土裡，但我們認為她的靈魂，也就是讓她這麼特別的部分，到天堂和上帝在一起了。這就是為什麼我們既快樂又開心，因為我們知道，我們會再次見到她。」

查克陷入沉默，看著他的房間。

「但是媽媽不會被埋起來。」他尖銳地說。這與其說是問題，不如說是命令。

「噢，不，親愛的。」我答得太快了。我還沒準備好。

「媽媽不會被埋起來。」他又說了一次，緊盯著我的眼睛。

「一般來說，人們會先變老再死去。」我不太確定地說。

「然後他們會和上帝在一起嗎？」他問。

「是的。」

「但我看不見上帝。」

「有時候，我們可以在這裡感受到上帝，」我一邊說，一邊把手放在他小小的胸膛上。「如果我們很幸運，就能在很特別的時候看見上帝，就像是個奇蹟。但大部分的時候，上帝會出現在奇妙的地方，例如愛與寬恕。」

「我記得曾祖母被埋在後院裡，」他最後說。「我們可以努力挖土來找她。」

「曾祖母埋葬在加拿大，親愛的。即使我們真的挖土找到她，她也不會再醒來了。」

查克把眼睛閉起來好一陣子，才說：「和我一起躺著吧，媽咪。」

當我在他身邊躺下，眨去眼中的淚水時，想起了好友威爾主教準備舉行某個男孩喪禮的事。他深呼吸，讓自己穩定下來，才走出去面對悲傷的父母親。但接著，他突然停下動作，抬頭看著天空。

「主啊，不要再逼我走出去，為你撒謊了。」他低聲說著。

我把壞消息溫和地告訴家人和朋友。這次就沒那麼戲劇化了。不用再衝去機場，或是涕淚縱橫。我們都已經是現實主義者。

我在兩個星期後開始放射線治療。由於不太確定該做什麼，隔天我還是麻木地依照幾個月以前訂好的計畫，搭十六小時的飛機到加拿大艾柏塔省北部。我會在當地的大學演講，因為我門諾教派的好友喬伊是那裡的教授。接著，我會直接回家為查克慶生。

「你應該取消的，」喬伊在機場外擁抱我時說道。「我們都能理解。」我聳聳肩，有點尷尬，眼睛也腫腫的。他接過我手中的行李，小心地放進後車廂。

「你一定快撐不住了。」他繼續說，擔心地看著我。我感到精疲力竭，每天只睡幾個小時，但我努力想撐過所有的計畫。為查克過這次生日。很快的，他就會單獨和托班一起搬回加拿大。得有人幫他買一條滑雪的褲子才行。幫托班準備個有點愚蠢的禮物來慶祝最後一個聖誕節，聽起來不錯吧？一台摩托車？這是最後的寶貴時光啊。

我深吸一口氣。我短暫地產生了幻象，以為自己可以和其他所有人一樣平凡過日子。我必須接受現在，接受事實，接受……這裡。空氣冷冽，我輕輕搖頭，試著將注意力集中在眼前的男士身上。

喬伊剪去他亂糟糟的馬尾，很棒，但他的精神還是與高中時的樂隊「鋸齒手術刀」同在，還銘記著當時的皮衣和黑色短袖。他看起來老了一些，也更專業了，但很棒的是，他身上打的洞都還在。

他看著我，鼻子皺了一下。「什麼？」

「我其實無意離開這麼久。」

他笑了。「而我則無意一直住在這裡。」

我們四下環顧。門諾教徒在這樣的沉思時刻總是泰然自若。

「我的時間都給你，」他最後說。「金姆和孩子們在家裡，我們晚點會一起吃晚餐。」

「這或許是我人生的最後一趟旅行了，所以……什麼都來吧？」

「當然囉！」

「附近有哪些全世界最大的雕像嗎？」

他把手機拿出來，查看地圖。世界最大的烏克蘭香腸距離這裡兩個小時，在相反的方向。

「他們說這絕對是世界上最高的一塊肉。」他鄭重地說。

接下來三天，我們每天熬夜，在整個城鎮裡走動，在便利超商後方的停車場，喝著加了伏特加的思樂冰。我們不時停下腳步，欣賞教堂的建築，並辯論加拿大西部移民的宗教歷史。我們擔憂著天堂的事，抱怨著不值得我們關心的共同好友，並且剝了一隻麋鹿的皮，但理由我不太記得了。我在許多觀眾面前演說，贏得他們的掌聲，但這些在我的記憶中也很模糊。等到我回到機場時，喬伊的家人為查克準備了生日派對的布置，並貼心地裝進我的行李箱。

「我不知道這次該怎麼說再見。」我說，並在出境入口處和他們擁抱。

「那就別說吧。我們只要說……這附近有全世界最大的復活節彩蛋。」喬伊說著。我們又擁抱道別一次。

——

我盡情放聲高唱「生日快樂」，把高音拖得很長，俯瞰著眼前睡著的查克。對我來說，他溫厚的的笑容是全世界最美的畫面，即使他才剛不情願地從美夢中醒來，揉著愛睏的眼睛。

「歡迎來到我一生中最美好的一天，」我大聲說。「就是在這一天，霸道的嬰兒把自己推出我的身體，來到世界上，成為我的家人。」

「我不是霸道，」他打著呵欠說。「我是查克。」

「而你今天四歲了。」我親吻著他的耳朵、額頭和臉頰，而他看起來不太情願。

「我還沒四歲，」他堅持。「生日又還沒開始。」

每個人聽到查克說，他要在吹熄生日蛋糕上蠟燭的那一刻才會滿四歲，都覺得很好笑。他大聲向他邀請的客人們——一隻獨角獸、一隻龍蝦和四個超級英雄——這麼說。緊接而來的是唱歌和大哭，因為獨角獸想爬上桌子，接近蛋糕。大人們在抓獨角獸之餘，很了不起地繼續維持歡樂的氣氛。這些混亂都沒能影響到酒紅色的龍，他帶著亮黃色的翅膀，快樂地審視著自己的國度。查克默默許了生日願望，在試了六、七次後吹熄了四支蠟燭——

因為他一直分心地在草地上奔跑，對著松鼠大吼大叫。等到我為他脫下道具服、換上睡衣時，他早就忘了自己許了什麼願望。

當我在收拾餐桌，清理所有的紙盤時，聽見側門有人敲門。是我的醫生朋友馬克思，要來告訴我新的掃描結果。

「好吧，查克長大了。已經比我預期的多了兩年。」我聳聳肩，眼中卻盈滿了淚水。

馬克思四下張望了片刻，似乎不太確定是要抱我，或是要開始幫忙打掃。最後他決定擦擦桌子，好讓他可以放下皮革公事包，拿出筆記型電腦。

「這真的……」他搖搖頭。「這很糟。我很遺憾。我們試著釐清到底發生了什麼事，好嗎？我們盡量去了解，盡量蒐集更多的資訊。」

我打開抽屜，用雙手拿出上百頁的醫療檢驗報告，重重放在我們之間。

「你也很清楚，」我開始解釋。「有新的腫瘤突破了免疫治療的藥物，而且成長的速度很不妙。這是壞消息。所以我看過以前所有的掃描，並標示出放射科醫師認為可疑的所有部分。」我把上百頁的文件推向他。裡頭充滿了潦草的字跡和黃色的重點標示。

馬克思掏出眼鏡，開始翻閱。他的速度緩慢，但我們找到了適合的節奏。我大聲朗讀診斷書，他則翻著我的電腦斷層和核磁共振影像（「我不是放射科醫生，」他向我道歉。「所以我說的話可能要打點折扣。」）當我們看著各種數據時，他會停下來解釋不同的警訊。肺部比較變幻難測，所以斑點可能隨時出現又消失。他認為，遍布我肝臟的暗色斑塊曾經是惡性的，但假如免疫治療真的發揮了效果，那麼現在就只是死掉的細胞組織。他們對你腹腔的判斷是如何？有多少淋巴結被檢驗出癌細胞？我們仔細檢視這些數據，就像抓跳蚤那樣。

「等等，」他一邊揉著額頭一邊說。「把最後那部分再念一遍。」

「這裡說，第四部分有兩公分大小的黑色斑塊。腫瘤就在這裡……。等等，然後又說有『訊號喪失』。」

我們都皺起眉頭。

「你以前聽過這個詞嗎？」我問他。

「從來沒有……。」他回答。我的手指飛快地在鍵盤上移動，搜尋這個陌生的詞彙：它出現在放射學，有時候會發生電磁波干擾……。

「看一下最底部，」他突然說。「有第二位放射科醫生的簽名嗎？」

「沒有。」

他從我手中搶過報告，飛快翻閱，停下來，然後掏出手機撥號。

「嗨，抱歉這麼晚還打電話，謝謝你接電話。」

我太緊張了，沒辦法好好坐著，因此開始一邊聽著電話，一邊整理廚房。不過我幾乎沒辦法跟上對話的進度。幾分鐘之後，馬克思就把電話放回桌上，又用力拍了一下。

「訊號喪失！」他喊道。「訊號喪失！在第四部分出現訊號喪失。我最愛的放射科醫生，感謝他願意接我的電話，說那個部分的掃描，本來就很常出現訊號微弱的狀況。」

他開始打字，不久之後就在面前的螢幕上叫出我的放射科病歷報告。

「好啦……這樣應該可以了，」他悄聲說。「報告已經被修正了。我猜有第二位放射科醫生有機會看到報告，然後就把腫瘤的判斷給刪除了。」

「那報告現在說什麼？」我喘不過氣來。

「說……『脂肪沉積』。」

這個發現讓我們心情亢奮，放聲大笑。

「你的意思是，我並不是快要死了，只是……胖？」

「兩公分的脂肪沉積……」

「不是癌症！」我大喊。

「肯定不是癌症。」

「反正我也希望我的肝臟豐滿一點。」我拍著肚子宣告，一邊深深地感謝馬克思。他很快告辭了，讓我可以把好消息和每個人分享。

我在深夜寫信通知卡特萊特醫生，委婉地告訴他發生了什麼事。我是如何「詫異」、馬克思如何幫我調查，以及我們如何「認為」我並沒有長出新的腫瘤。但是否可以請放射科的團隊幫我確認呢？

卡特萊特醫生立刻就回覆了，平淡地宣告：沒錯，那個斑塊不是腫瘤。但希望我下次「有這種感覺」時，可以先找他討論。當我們見面時，他似乎真的很詫異我會相信自己有腫瘤——在醫生告知我發現腫瘤，並把我轉診給放射科之後。

我太過疲憊，反而無法入睡，於是悄悄走進查克的房間。查克整個人埋在他的生日禮物，一輛超巨大的玩具起重機之下，手還緊緊握著起重機的吊臂。我把玩具抽走，他嘆了口氣，我爬到他的床上。他的頭靠著我的脖子，我的臉頰感受著他溼熱的額頭，他聞起來像是青草和蛋糕上的奶油糖霜。

我並未葬身於草原上，或是被各種報告文件壓垮。我就在這裡，這個當下。

8

以前與以後

「那麼，你可以再說明一次嗎？」我問卡特萊特醫生。

他看著我的病歷，似乎非常高興。我回到了以前的狀態：穩定。沒有進步，也沒有更糟。他再次提醒我，從各種角度來看，我早就該過世了。但目前看起來，我大部分（即便不是全部）的癌細胞應該都已經死了。然而，我坐在托班身旁，卻還是皺著眉頭，揉著太陽穴，似乎是腦袋隱隱作痛。

他開始向我解釋一些我們無法知道的模糊概念，這是科學能告訴我們的極限。但我已經習慣了這種狀態，就像在懸崖邊蓋起了房屋。每次掃描，我都可以感受到深淵颳起的風。無論實驗室的技術員、兩位放射科醫生、一位腫瘤科醫生在什麼時候告訴我，我必須在幾個月後重複痛苦的治療，我想我都可以忍受。

「但這是什麼意思？」我又問了一次。「你是說我並沒有痊癒，但我已經符合了存活的定義？我可以……繼續前進了嗎？」

我的腦中思緒紛亂。一個好朋友最近懷了第三胎（「真的是最後了。」她笑著說），一位鄰居最近則在申請領養第四個孩子。我已經下定決心要祝賀他們家庭的繁盛，並且把查克曾經心愛的玩具交到他們手中，像剩下的感恩節大餐那樣推出家門。收下嬰兒推車吧。等等，還有一條褲子跟這件毛衣很搭。

然而，當我告訴別人「查克是獨生子」，或是努力想把第二間臥室改成辦公室、清掉衣櫃裡的孕婦裝時，內心總會有種拉扯。我要把過去都留在過去了。我們不會再回頭。

但或許……我們會。

「我可以再有個孩子。」我看著托班，脫口而出。他只是看著我而已。

我們可以重新開始人生，可以成為我們想像中的家庭，可以再多懷抱一些希望，放手一試。我對著他們露出笑容。

「嗯，」卡特萊特醫生的笑容有點緊繃。「如果那樣，會很值得學術發表的。」

——

離開癌症中心時，我已經想通了。

當我簽下免疫治療的同意書，無異於在接受治療的期間放棄生育。我的生命仰賴著藥物的效力，而沒有人知道治療要持續多久。這些藥物對女性生育有什麼影響？對成長中的胎兒呢？懷孕的女性就像宿主，假如我的免疫系統開始對付胎兒呢？假如藥物失去效力呢？

有太多問題了。

托班從頭到尾都保持沉默。當我們離開時，他搖搖頭，看起來精疲力竭。「我不知道，凱特。」

「不，沒關係。這很蠢。我只是……有那麼一瞬間，我以為我們可以回到過去。」

——

美國人喜歡說他們「沒有遺憾」（no regrets）。無論是日常小事或重大創傷，我們似乎都沒辦法承認，有時候我們就是希望能回到過去。外遇？不後悔。放棄職涯發展？心情從未受到影響。名人在醜聞爆發後接受訪問時，總是避重就輕，直到有機會說出最後一句：「但這件事造就了現在的我。」人們總是認為，現在的我們來自過去經驗的累積，而不需要任何自省。我們背後的道路除了通往現在之外，再沒有其他可能性。

當我研究心靈自助產業，整理歸類上千本暢銷書時，難免被這些正向進步的論述所撼動。只要你相信，就沒有不可能！書腰上的作者照片露出燦爛笑容，搭配上「變得強大」或「釋放內在力量」等書名，似乎提醒我們：你可以改正自己的人生。吃這個，你就不會生病。努力減重，你就不會孤單。痛苦無法避免，但你可以選擇是否受苦。

我們的文化追求更美好的明天，但受苦的過程是緩慢的耗損。首先，你會失去交情不深的朋友和閒聊的時光，接著退休金規劃付諸流水。你會錯失許多新的計畫。

「我這個星期要再做一次掃描。」我輕快地說，希望讓親友安心回到我的身邊。總是會有下一次掃描，因為我的現實就是這樣。但我認識的人經常忙於追求有點痛苦的野心和報酬。我試著不嫉妒他們，我已經無法加入追求的行列了。

於此同時，我與醫療器材、藥物和逐漸累積的怨懟長期抗戰。我試著避免爭執，並記得每個人的生日。我出席觀賞舞蹈表演、聽著別人減重的夢想，不去想自己的治療過程。我以為，這樣的人比較容易受到喜愛。

我做了一個小實驗，不再打電話給親密的交友圈和家人，希望他們會主動聯絡我。*這不是考驗。這不是考驗。*電話靜默著，只有寥寥幾人找我。我的內心因為陌生的悲傷而感到沉重。如果希望每個人都能記著我忘不了的事，會顯得很憤世嫉俗或殘酷嗎？應該沒有人想面對現實，了解到每個人隨時都可能遇到徹底改變人生的事故。一個孩子生了重病的朋友說得很好：我能夠鼓舞其他人，卻不是任何人的朋友。

人們常常希望我說，生病讓我得到了許多人生體悟，所以我不會希望一切能回到過去的樣子。誰會想聽真相呢？過去明明比較好。

我打電話給好朋友史帝夫，想談談這第二波的孤單感受。他的妻子已經過世了。

「我曾經憂鬱過，但不是憂鬱症。」我說。

妻子過世三年的史帝夫也有相同的感受。我們講了好幾個小時的電話，談論著我們失去的事物，以及我們依然擁有的。我們不再天真相信愛毫無代價（愛的代價很高），也失去了對於未來的信心（充滿懷疑）。我們訴說不希望痛苦讓自己變得顧影自憐、自怨自艾，並且接受朋友把「不小心漂白了衣服」形容為「一場悲劇」。我們完全同意，我們誤打誤撞地領悟了某個奧祕：痛苦有些時候感覺像是禮物一樣。

「癌症的世界裡，有些面向充滿了意義，例如我們該擁抱現實的每個部分，」某天晚上，我在電話裡對他說。「就算我面臨死亡，卻覺得自己從未如此充滿生命。」

「我知道你的意思，」他很快地贊同。「當妻子過世時，我湧起強烈的決心，要永遠記得什麼是重要的，並且把每一天過到最好。」

我們陷入深深的沉默，想著所有逝去的人，想著我們要為了他們好好活著的承諾。

我回想剛診斷出癌症的日子，那時被迫活在痛苦的當下，我卻能夠利用恐懼讓自己看得更清楚。我心中升起了一股罪惡感。我曾經知道該去愛什麼、該去愛誰。我曾經在不確定和匱乏中，找到富足的時刻。

「目標感正從我心中流逝。」他終於說。

「我也是。我還以為我徹底改變了。」

「你覺得我們會被困在這裡嗎？沒辦法回到過去，但也沒辦法繼續前進。」他納悶道。

我們都曾經在其他喪偶者或罹癌者身上看過這樣的狀況。摯愛的人過世，疾病帶走太多事物。或是物質成癮、離婚、其他疾病或意外發生，於是所有的未來都被夷平，所有的土壤都已乾涸，任何新的事物都沒辦法萌發。

「事實上，我最近才看到一隻鳥發生這種事。」

史帝夫笑了：「什麼啊？」

「上個星期，我在加油站聽到詭異的聲音。我花了一陣子才意識到，我聽見的是鳥的聲音。事實上是一隻鸚鵡，在櫃台後的籠子裡唱生日快樂歌。所以我打聽了一下。牠叫奧利佛，曾經是一個成功的房地產經紀人的寵物。主人過世以後，奧利佛咬過每個新的主人，還用翅膀打他們的臉。我走到奧利佛前面，我們一起唱了幾遍生日快樂歌。那種憂鬱的程度真是前所未見。」

史帝夫笑得更大聲了。

「但櫃台後的男人說，『女士，是我就不會這麼多事了。這隻鳥才四十歲，牠還有四十年可以活。牠一輩子只屬於一個人。』」

「只屬於一個人！」史帝夫大喊。

「所以，我想你任何時候都可以停下來不活了。」

「喔，狗屎，」他終於停下了笑聲，恢復冷靜。「我想人生需要的勇氣，比我以為的還要多上許多吧。」

——

我回到心理師的診間。彼得的專業是行為治療，對我來說非常理想，因為我最近真的不知道該有哪些行為表現了。

「我不知道該怎麼走下去，因為我不知道接下來會發生什麼事。」我一邊說，一邊不安地在椅子上挪動。

我一直在找一位願意協助我了解最新研究，解釋關於我存活率的腫瘤科醫生。其他接受免疫治療的臨床試驗患者情況如何？有人拿掉人工血管了嗎？有人生小孩嗎？有人順利繼續前進了嗎？

「醫生們現在會如何說明你的預後呢？」彼得問我。

「前陣子，我的腫瘤科醫生說是『長期緩解』。關於其他病患的問題，他都不肯回答。所以我找到其他臨床試驗醫生，找了最有名、患者最多的那一位。我花了很多錢，搭飛機到紐約見他。」

我的心理醫生身體向前傾了一些。「那位名醫怎麼說？」

「糟透了。我和每個人爭論。我問實習醫生免疫治療是否對大部分的患者都有效。我問效果會持續多久。我問基因是否造成影響。她一直顧左右而言他，最後才終於承認她可以告訴我這些訊息，但她不知道這些對我『有什麼意義』。」

心理醫生和我對看著。

「我猜你對此一定有話要說。」他沉著聲音說。

接下來發生的事在我記憶中都是慢動作播放。那位名醫終於進入診療室，坐下來，我們又進行了同樣的爭辯。前幾個問題我都問得小心翼翼，暗示自己對他們的同事、研究內容和環境都有點熟悉，可以加快對話的速度。慢慢引導到重要的問題：根據你的臨床經驗，對於像我這樣的患者，你直覺長期的存活率如何？

他不肯回答。我又試了一次。拜託，我真的很努力想要了解，但我們一般人的所知有限。在你的試驗結果公開之前，還要等好幾年。你從過程中了解到很多事情，我只想對你的研究結果善加利用！

他不肯上鉤。我們又討論了很久關於我是否持續吃綜合維他命的話題，然後我試了最後一次。聽著，我投入了所有的金錢、時間和人生。四年來，人們不斷告訴我，我們不可能知道。但事實是，有些人知道。你知道。

名醫用評估的眼神打量我。

「為什麼這對你來說這麼重要？」他問。

「為什麼？因為我想活下去！」

他長長地嘆了口氣。

「活下去，」他重複我的話。這句話在空氣中懸浮了一段時間。「但說到底，生命的有限性究竟是什麼意思？」

我感覺到血液湧上我的臉頰。

「是在你的小孩上幼稚園之前過世，」我喊道。「我很慶幸你竟然可以用這麼哲學的角度來看這件事。」

我們互看了很長一段時間，然後他的表情才稍稍緩和，露出微笑。「好吧，」他說。「我們再來看一下你的病歷。」最後，他建議我再做一次基因篩檢，六個月以後回診。

跟心理醫生說這件事時，我突然覺得身心俱疲。我把雙腳放上椅子，抱住膝蓋，花了一段時間讓自己平靜下來。心理醫生溫和地清清喉嚨。

「凱特，這就像是背叛。你有所有的理由相信，你會受到很好的照顧，但你並沒有。」

我想要向他道謝，但卻只能吸著鼻子。

「你被永遠滯留在高強度的當下。」他最終說。

「是的……確實如此。假如我恐懼的是比較沒那麼存在主義的事物，例如很高的大樓，那麼你會開什麼處方給我？」

「那樣的話，我們或許會帶你到屋頂上，坐在那裡，直到你可以放鬆。這個稱為暴露療法。」

「假如你帶我上屋頂，結果屋頂塌了呢？塌了好幾次？」我大聲問。

「那樣的話我們就得花更久的時間了。」他笑著說。

「這段時間，恐懼幫助我活了下去。我學會閱讀醫學研究、判斷醫生的表情、理解臨床試驗的通知事項……。」

「恐懼是你的好朋友，」他同意道。「但是你沒辦法永遠處在這種極度警戒的狀態。你不能……繼續這樣活著。」他說這些話的時候多溫柔啊。你不能這樣停留著。

「那我可以從什麼時候開始，合理地不感到恐懼呢？醫學一直拒絕給我答案。」

「你要停止恐懼，才能繼續前進嗎？你有什麼好失去的呢？」他反問我。

「一切啊！」我宣告，眼中立刻充滿淚水。「我可能會失去查克！失去托班！我可能會失去所有的計畫、所有的旅行和愚蠢的夢想！」

「沒錯！」他說。

「所以你希望我有勇氣，或是有類似勇氣的東西？」

我們都大笑了。

「看起來是這樣呢。」他回答，試圖冷靜下來。

現在，我有太多可以害怕的理由。我知道腳下的世界崩塌是什麼感覺，我害怕留在原地，但我更害怕繼續向前：假如我忘記自己學到的東西怎麼辦呢？假如我沒辦法再次學會懷抱希望呢？

我看著彼得，緊張地微笑。

「好吧……的確有件事快發生了。我最近都在想，還以為這不可能發生了。我希望能活過四十歲。或許我可以讓自己有所期盼，但又不要期盼太高？」

「這個想法棒極了！」

——

「姓名。」

「凱特·鮑樂。」

「出生年月日。」

「一九八〇年六月十六日。」

「你知道你今天要動什麼手術嗎？」

我指著埋在自己胸口的儀器，三角形的外觀在皮膚下清晰可見。當我持續接受化療和免疫治療時，會定期進行點滴注射，所以需要人工血管。但我現在只要固定回診檢查，就不再確定自己是否還需要它了。或許還會，但我決定要過度樂觀一次。

「我要移除人工血管。」

外科護理師的五官看起來有點像水泥雕塑，而我很驚訝他巨大的手沒有折斷原子筆，在我的病歷表上振筆疾書。他幾乎沒有抬頭。

「或許我們可以在這裡做，」我打量著他說。「你可以把手伸進我的胸腔，把人工血管從我跳動的心臟上扯下來？」

他大笑了好久，讓我一整天的心情都跟著開始改變。他的名字是派翠克，來自加拿大的紐芬蘭離島。我會想認識其他加拿大的護理師嗎？當然。是的，我可以讓托班待到手術前最後一刻，也可以穿著我自己的拖鞋。當麻醉科醫生抵達時，加拿大護理師們已經列舉了所有成人冰球聯盟中，傷害對手的好理由。我也得知了在安裝人工血管後，邀我出去約會的醫生叫什麼名字。一陣嚷嚷後，我們都同意他的邀約是違法的，但也代表了他們對我的存活有很大的信心。

「我們醫院很重視追蹤照護。」派翠克說。

這股暖流陪伴我，直到藥物進入我的身體，手術開始進行。等等，再說一次你從哪裡來？我從來沒去過紐芬蘭，但我的姊姊曾經住過新斯科細亞省。紐芬蘭在一九四九年以前，都是英國殖民地吧？我一直想問你，你從哪裡來啊？我可以聽見自己的聲音，但我正在冰冷的深海中游泳。我用力踢腿，讓自己潛得更深。往下，往下，再往下。我可以感受到水的壓力慢慢擠壓肺部的空氣。突然之間，我無法呼吸。我的耳鼓發出砰砰的聲音，接著是一陣用力的拉扯，我感到有什麼被扯出了我的胸口。

「給我看看，」我對著空氣說。「給我看看！」

然後就什麼都沒有了。沒有黑暗。什麼都沒有。

幾個小時之後，我很感激享受了片刻的安靜。派翠克自願協助托班，把我的輪椅推到醫院門口。

「我很久沒看到這種狀況了，」他悄聲說。「我們給你的麻醉藥量應該會讓你完全不省人事，但你拚命對抗。」

我努力壓抑自己的羞愧。

「其實很多人不建議我動這個手術，」我承認。「我已經自己做重大的醫療決策好一陣子了，但這個感覺有點……微妙。我想要繼續前進，但我其實不確定……會發生什麼事。」

他的笑容似乎洞悉一切。

「等等，我有請你讓我看看我的人工血管嗎？在手術進行到一半的時候？啊我有，我真的有。」我閉上眼睛，希望能原地蒸發消失。

他又笑了。「你很堅持，你想要看看，而且你還想要留作紀念。」

我低頭看著胸口貼的厚實紗布。我又再次單獨留在自己的身體裡了。

我們來到醫院的入口。

「到了。接下來你就要靠自己啦，」派翠克看著輪椅上的我，用巨大的手掌拍拍我的頭。「你在冰球場上一定會表現出色。」他搖頭晃腦地說，而我開始有點相信他了。

——

「媽咪……」查克的聲音越來越小。

我們準備要互道晚安。我身上還貼了一些ＯＫ繃，移動的速度也很緩慢，但睡前的時光總是能用最完美的步調度過。房間裡的氣氛甜美，查克總會猜測我什麼時候要離開他的房間，把燈關掉。海盜討厭陸地嗎？起司有趣嗎？你知道地峽是什麼嗎？

「媽咪……」他又說。「媽咪，你覺得每個人都像我們一樣有愛嗎？我們有大猩猩的心臟，跳起來像是：love-love, love-love, love-love。」他用小小的拳頭捶打自己的胸口。

「大猩猩的心臟！」我接著說，慢慢蹲到他的高度。「多麼棒的形容啊。是啊，我們有大猩猩的心臟，對吧？」

我想起三年前和妹妹艾咪一起出遊。為了讓我暫時忘記醫院，我們去了動物園。然而，當我們進入停車場時，開始下起了大雨。我們被困在悶熱的車子裡好幾個小時，聽著收音機和我化療注射器規律的聲響。我突然聽見雨聲之下隱約有啜泣聲。

「艾咪。」我輕聲說，一手放在她的背上。她轉頭不看我，把臉埋在手中。

「你還好嗎？」

她說了些什麼，態度堅定但我聽不清楚。

「你是說了大猩猩嗎？」

「對啊，」她清清喉嚨。「我希望讓你看看大猩猩。」

「好啊。」我說，不想太逼她。艾咪對動物的知識非常豐富：動物的習性、動物的叫聲、動物的姿勢和癖好，都被她描繪在水彩創作中。她最近為我畫了一系列說「嘿！我愛你！」的鴕鳥。她把頭靠回椅背上，閉上眼睛。

「查爾斯和珊曼莎是西部低地大猩猩，他們終身為偶。但有一天，珊曼莎中風了。當她努力恢復時，查爾斯每天都待在她身邊。但某一天，珊曼莎再次中風，過世了。查爾斯以為她睡著了，所以摸她的臉，想把她叫醒……。」艾咪看著我的臉，希望我能理解她。「但珊曼莎已經離開了。

保育員把她的屍體帶走，但查爾斯……。」

我沒能壓抑住歇斯底里的竊笑。

「艾咪！」我大聲說，一邊摟住她，卻沒辦法和她一樣充滿情緒。

「查爾斯還是每天都坐在那裡，坐在最後一次看到她的地方！」她哭道。

「噢，親愛的。」

「他現在還是在等她！」

停車場像個小小的湖，車子是湖中的小島。

「親愛的，你會不會覺得，我們在談的或許不只是猩猩？」

「我們只是在談大猩猩！」她哭著說。我把她前額的一縷深色頭髮塞回她的耳後。

「好吧，」我試著同時裝出嚴肅和熱情。「那我們就繼續討論大猩猩吧。」

我們爬出車子，衝過停車場，進入動物園。除了偶爾出現的管理員之外，園內沒有半個人。我們開心地對看一眼，然後開始參觀。我們從一個遮蔽處衝到下一個，一邊在大雨中尖叫，一邊尋找濕透了的動物。美洲野牛像溼答答的地毯一樣緩慢移動，而灰色的犀牛則全身光滑，動也不動。獵豹聰明地躲在高大的樹幹下方，廣受歡迎的長頸鹿則在樹冠下走來走去。一隻駱駝落寞地站在籠舍中央，似乎在等待下一步指示。

我們在大猩猩的籠舍停留了一段時間，看著查爾斯坐在泥地上，巨大的黑色身影看起來優雅又沉靜。我們向牠致敬，並感嘆著在心碎之後，心臟卻還是持續跳動著。

9

血肉之軀

「或許我該為賽跑做些訓練。」

老媽本來在攪拌鬆餅的麵團，現在停下了動作。她鄭重承諾查克，今天的鬆餅不會像昨天那樣過度蓬鬆。這類小事件是我們這個夏天的美好悲劇。我的兒子很認真地從鬆餅裡挑出每一小塊巧克力來檢視，就像迷你版的戈登．拉姆齊（Gordon Ramsay）[11]。

「你或許會想，我的女兒有跑步過嗎？但我有，有的時候。」我一邊說，一邊將一把維他命咀嚼錠放入口中。

老媽打量著我。「我認為你的身體已經經歷了太多。」她的語氣顯得太過小心翼翼，眼神又轉回煎鍋上。

漠不關心的態度是父母和子女間最常有的表現，但老媽從來就不擅長這

---

[11] 編按：戈登．拉姆齊英國知名廚師、美食評論家。

個。她是那種聽到女兒們想去穿肚臍環（謝啦，小甜甜布蘭妮），或是深夜在鄉間開車時，會強忍著淚水的母親。

「你今天要做什麼？」她在我青春期時總是這麼問。

「我很想說『賣淫』，但現在的年輕人都說『陪睡』。就這樣，拜啦！」我一邊大叫，一邊用力甩上門。

「她有點太超過了。」我會在開車離開家時，翻著白眼告訴朋友們。

當我第一次試著縮小腹，或是轉身審視鏡中的自己，想像別人怎麼看我、評價我時，我瞬間忘了，我永遠是老媽的女兒。因為受孕、妊娠和生產的奇蹟，我的身體才得以完整出現在世界上。很顯然，青春期是讓你相信自己並不屬於特定某個人，而是屬於全世界的過程。

無論老媽多麼感激醫學的療效，在她眼中，我的外科醫生永遠都像個屠夫。他們在我的鎖骨下切出傷痕，剖開我的胃，從我的胸骨一路往下切。

當她看見我躺在沙發上，襯衫不小心敞開，露出不平整的疤痕時，總是會忍不住。「希望你別介意。」她會快快地說，在我來不及回答時俯身親吻我的肚子。這是母愛的負擔，總是懸在半空中無法降落。

當我介紹自己的孩子時，也在我的聲音中聽到了同樣的母愛：「喔，他嗎？我用自己的身體創造了他。沒什麼大不了，但是花了將近一年。」大家聽了都會笑，而我假裝自己沒發現這樣的母愛。但當我看著熟睡的他，衣服跑上去露出柔軟的肚子時，我內心想著：是啊，我的血肉。

這段日子來，我應該要感覺越來越好，但當我看著鏡中的自己，卻會湧上一種強烈的虛無感。不是自我厭惡，不是沮喪，而是一無所有。或許這來自治療剛開始時，醫生的助手隨口告訴我，我應該要盡快習慣自己快死了的念頭。當我到牙醫診所進行定期檢查時，就立刻了解這句話的意思了。我的牙醫年輕貌美，才剛從醫學院畢業。看了我新的病歷表後，她暫停動作，拿下口罩。

「我不懂，」她用甜美高亢的聲音說。「你為什麼在這裡？」

我曾經以為自己很特別，但我或許什麼都不是。

「我並不特別，」當我想向朋友們解釋時，有點結結巴巴。「不，我的意思是，對於愛我的人來說，我很特別。謝謝你們。我只是不覺得……我有很特別的價值。你們能懂嗎？」這麼說讓其他人很不自在，所以我閉嘴了。

我把這樣的想法推導到極致：我大概是可以被取代的。當我需要為沒有我的世界做規劃時，似乎變得越來越容易。我的兒子會有新的母親，我的丈夫會有沒那麼難搞的新妻子。

其他人似乎都很真實。我看著我的同事來上班，討論著當天的新聞和研究進度，這些看起來在合理不過。但我曾經充滿自我價值的內心，如今卻長出了雜草。而我沒有辦法把它們根除。

我試過不同形式的冥想、呼吸練習和自我肯定，但都沒有用。我減重，又增重，沒有任何改變。我僱用了身體形象的專家，買了健康飲食、自信和愛自己的練習專書。

在醫院和我的 Instagram 動態之間，某種感覺消失了。這個身體不再是我的家。無論我多麼努力，都再也找不回來。

——

「你覺得我的臉正在融化嗎？」我嚴肅地問雀兒喜。

我們都公開表達過自己對於「失去光芒」的恐懼。

「你還是閃閃發光。」雀兒喜向我保證。她的眼睛圓睜，似乎正在進行某種人質談判。

我們用「失去光芒」來形容老化、被忽視等事物，其實真的挺可怕。我們會注意到，有些人似乎會突然褪色。出於某些神祕的理由，他們不再閃耀。而今，我不禁好奇，自己是否也屬於那樣的人。

青春的光彩已經褪去，而我不知道是否該隱藏這些證據。大量的新興廣告似乎為我而生，告訴我「中年女性」應該擔心哪些事。眼角的皺紋和腰際的贅肉如今稱為「魚尾紋」和「游泳圈」。剖腹產讓嬰兒呱呱墜地的細白疤痕，如今則需要修復手術和六個星期的恢復期。然而，手臂的「蝴蝶袖」只要加入健身房就可以解決，會有許多焦慮的新手和你一起使用飛輪或其他器材。我們會去認識各種染劑的顏色，想消滅「頑固灰髮」，但這恐怖的程度，當然比不上男性在管理中年形象時的植髮手術。

我們應該憎恨自己存活下來的證據嗎？

我想起一位罹患乳癌、剛結束艱辛放射線治療的朋友。她驚恐地對我展示所剩無幾的頭髮。她曾經擁有茂盛的褐髮，會綁成辮子。

「看看這些可悲的絨毛！」她拉扯著前額的幾簇髮絲。「太醜陋了。」但其實並不醜陋。對於以前沒有看過她的人來說，她的頭髮其實毫無特殊之處。有許多我所愛的人都經歷過不同的治療，造成容貌大幅改變，失去的不只是頭髮和眉毛。有些人得到了可怕的傷疤，有些甚至被迫截肢。相較起來，失去光芒根本微不足道。

「我們在為自己的青春哀悼嗎？」我最終問雀兒喜。「我一直覺得很困惑，因為老化並不是我們的敵人。我真的很希望自己能變老。」

有一系列的健康產業目標是停止時間的流逝。富有的市郊地區，肉毒桿菌派對蔚為風潮，每個人都有健身房會籍和抗老化乳膏，並熱愛討論其他人到底有沒有進行過臉部拉皮手術。上流社會有水療文化、整形度假、避暑及避冬，並且結識矽谷的科技大亨，希望能透過極低溫冷凍讓自己在未來復甦。每一種常見或稀有的食物裡，似乎都有著奇蹟的營養素（「試試看峇里島的蘑菇！」）和減緩細胞老化的科學理論（「每天只要三十分鐘，就能抹去歲月痕跡！」）。無論白天或夜晚，只要打開電視，就會看到專家名人提出「突破性的」減脂建議、「革命性的」運動方式和「驚人的」研究成果。我們對壽命的有限性不再心懷敬畏，從不孕症到癌症，再到死亡本身，都成了健康商品竭力摧毀的對象。

儘管我對這些商品狂妄的承諾大翻白眼，但我已失去被修飾的可能性。幾年來的辛苦治療，已經讓我的身體和出生時完全不同。但我曾經看過化療室裡患者羸弱的軀體，被他們所愛的人堅強地扶持著。我當時發誓，自己永遠不會再膚淺地抱怨這副身體了。

我曾經聽過關於外表到底是重要或是毫無意義的討論，其他病友也會談論倖存者這個詞。我們或許不會再買衣服、選擇把頭髮剃光、放棄奢侈品，甚至連除疤乳膏都不再買。「這有什麼意義？」我們搖著頭問。我們早就把這些幻想都留在手術台上了。誰會責怪撐過這麼多磨難，卻幾乎沒有提出任何要求的身體呢？

——

整形外科住院醫生德瑞克對我微笑，但沒有露出牙齒。他的長髮抹了髮油，當他看著我時，反覆用手梳理著頭髮。一位護理師正在為我檢查，確認我這台機器的零件都在運作：血壓—低、體重—正常範圍、體溫—平均。你睡得好嗎？你目前的疼痛指數？他們反覆衡量著我。

他請我按照順序回想自己進行過的手術，但我卻搞混了，因為我全身除了敞開的病人袍之外什麼都沒穿，而且像所有加拿大人一樣無可救藥地喜歡閒話家常。他為什麼選擇整形外科？他有看前一晚的《鑽石求千金》嗎？他母親一定很以他為傲。

他彎下身子，從病歷表上細數我動過的每一場手術，並對照我身上的每一道疤痕。*我真的必須幾乎全裸地站在這裡嗎？我就像個活人展示品。*

終於，他站起身來。

「我想，有像你這樣經歷的人，大概會很感激疤痕並沒有太嚴重吧。」

「當你看著我的身體，你在想：『嘿，其實有可能更糟。』」我換句話說。

德瑞克稍微笑了一下。「有鑑於你動過手術的次數，你應該想想自己多麼幸運了。」

「德瑞克，」我叫了他的名字，並開心地想起他沒有讓我這麼做。「德瑞克，我們都三十幾歲，但我已經與第四期癌症共存好一陣子了。而我想你希望我告訴你，我心存感恩。」

「你不需要心存感恩，但你也必須了解，有些人承受了嚴重的傷殘。」

「我並沒有毀容，」我承認。「我對此感到慶幸。假如你想要抬頭看看我的臉，我希望你看出我的喜悅。」

德瑞克的手指正拂過我腹部的疤痕。疤痕因為手術釘，看起來像是點字符號般凹凹凸凸。

「拔針時我也有出一份力。」我實事求是地說。

有人在外頭敲門，兩個穿白袍的人走進來。值得稱讚的是，面對幾乎全裸的病人，他們還是禮數周全地自我介紹，並好好握了手。

「德瑞克正在說，既然我還活著，而且沒有毀容或肢體變形，就應該要對一切感到喜悅。」我像個車展的模特兒一樣，浮誇地指著自己的身體。

帶頭的醫生向前傾身，想看得更仔細一些。經過一陣推壓捏揉後，他退了一步，讚賞地點點頭。

「我可以動個手術，會大幅改變這裡的樣子，」他指著某個部位。「還有那裡的外觀。雖然會在這裡留下另一道很長的疤痕，但老實說，看起來還是會好很多。」

他對我搖搖手指。「但我喜歡告訴我所有的患者，接受這個手術就像是在新車和滑雪假期之間抉擇。我能給你某些東西，但不能給你一切。」

「我不需要一切，但也不是什麼都不要，」我看著德瑞克。「我只是想知道，如果少了一些疤痕，那我是否會對自己的身體感到更自在。」

接著，我突然想起兩件事：外面有整間候診室的女人，都在等著做豐胸手術，而我正在教育整形醫生外表的重要性。離開診所時，我打電話告訴莎拉．貝西這件事，因為自從車禍後，她的身體就承受許多痛苦，她可以理解我的感受。我們都知道身體有時會讓自己失望，但我們還是得拖著傷痛準備每天的晚餐。

「我很希望可以說，我為順利運作的身體感到快樂，」我帶著羞愧地說。「我的確很快樂，也深深地感恩。但是，我還是想再次感受到陽光普照的舒暢，而不再覺得身體只是運作良好的下水道系統。」

「沒錯！不只是像一團肉的身體。應該充滿回憶和高潮，和喜愛的人窩在一起，或是在夏天的泳池中游泳，」她說，然後停頓了一下。「真的很奇怪，這麼努力活下去以後，卻覺得自己不太像個人了。」

我們思索了片刻。許多宗教都教導我們，心靈在各方面都能超越身體。但在基督信仰中，西元四世紀就判定這是異端邪說，並稱之為「諾斯底主義」（Gnosticism）。然而，真的能那樣不是也挺不錯的嗎？

「你知道嗎，莎拉？快死掉的時候，注重靈魂而非肉體似乎是不錯的選擇。有時候，身體的重量會不斷把你向下拖。真的很難去愛讓你沉沒滅頂的石塊。」

——

我上一次感到完整時，其實一點道理也沒有。外科醫生們正在從我無用的器官中切除癌細胞，把組織切成一段一段的。我簽了很多文件，是的，我知道風險是什麼。每天都像是痛苦的打穀過程，把糠皮和麥穗分開。然而，我卻感受到超乎現實的完整。我清楚記得，在醫院時我覺得和上帝前所未有地親近。我從未覺得自己像乾枯的草，雖然越來越羸弱，但我的存在並沒有被完全削減。

上帝的愛無所不在，隨處可見。這樣的愛出現在我丈夫放在我背上的手，安撫著我，出現在我輕快的腳步中，也出現在查克柔軟的耳朵上。向朋友描述這些感覺時，我羞赧地紅了臉，沒辦法好好描述這突如其來的體會（難道愛以前不在那嗎？）。對我來說，愛本身似乎突然比自己以為的更加真實。絕望從來不曾遠離過，但不知怎地，宇宙的接縫突然打開，所有璀璨而不平整的邊緣都顯露出來。

這些都使我前所未有地更接近真實，更體認到活著的感受。其中的恐怖和美麗都幾乎讓人目眩。

當我又能走路時，就和朋友蘿拉到北卡羅萊納州的森林健行。我告訴她，我是多麼感到絕望，但卻沒有崩潰的故事。

「那麼，請不要他媽的搞砸了，凱特。」她睿智地說，讓我忍俊不禁。她是個治療師，也是我認識最有智慧的基督徒，因此她很清楚，恰如其分的粗俗字眼其實比全世界的勵志名言都還要有效。「你感受到了上帝全能而無法言喻的愛。上帝的愛是完整、美麗而神聖的……但不是迪士尼樂園。」

我笑得太開懷，得靠在一棵樹上喘息。「除非迪士尼樂園在我沒注意到的時候，已經開始動腹部手術了。」

「當你開始面對自己的死亡，就開始出現這樣的體驗，對吧？」

「是的！正是這樣！生命就像魔法一樣。」我宣告。

這些超凡時刻，像麵包屑般散落在各個角落。

「這些魔法般的經驗……是生命的真實。但我們不能因此感到混亂！生命可以既豐富又真實。但人們會希望聽到你說，是這樣的時刻讓你的人生完整。你會覺得人生的一切都完成了嗎，凱特？」

「不！」我說，我的內心混亂不已。「如果我希望把自己的孩子養大，錯了嗎？我希望重新學法文、想要創作一本童書，也真的、真的很想再去一次迪士尼樂園。」

一直以來，我都想去迪士尼樂園。起初，我看到美國的廣告，說那裡是地球上最快樂的地方。因此，每年夏天去薩斯喀徹溫省的木斯久度假回來，我坐在沒有冷氣的汽車後座時，總是覺得充滿遺憾。事實上，只要提到迪士尼樂園，老爸就會大喊：「閉嘴，女孩們！我還沒帶你們去呢！」這幾乎成了我們家的傳統。一直到我二十六歲，考完博士學位考後，才帶自己去了一趟。我立刻把帳單寄給爸媽，附了一張紙條：*嘿，你們帶我去了，真是太美好了。*

我很想說，我是抱了點諷刺的態度造訪迪士尼的；但事實是，整段體驗都神奇美好，光是看到迪士尼，就已經令我熱淚盈眶。

「這只是停車場。」托班那時滿臉擔心地說。

不知道為什麼，如此短暫的幾分鐘，卻轉化成了記憶深刻的時刻，似乎獨立於時間之外。這些時刻像潮水般起伏，激起了更多的美好和痛楚。我知道上帝的愛超越了一切；但隨著活得越久，我的渴望就越來越多。

「沒有所謂完成了的人生，凱特，」蘿拉最後說。「我們終究都得到天上去。但於此同時，卻有太多糟糕的日常事物。如果我們夠幸運，或許有些會像是到佛羅里達的迪士尼樂園那樣美好。」

我回想起癌症治療的第一年，每週三到機場時，總是看著旅客們擁抱哭泣地道別，準備搭上直飛巴黎的班機。我則是在手扶梯下方，等著帶我回家的飛機。那些時刻，我感到渴望。無論望向何方，我都看見無盡而美好的可能性。

只有一個晚上例外。我正等著下一班直飛佛羅里達奧蘭多的飛機。這可以說是到迪士尼樂園的航空版捷徑。隨處可見米老鼠的耳朵在航站中攢動。然而，隨著夜晚來臨，登機門出現了看起來有些狼狽的家庭。一位年輕的母親在公開場所幫孩子換尿布，青少年們眼神呆滯地盯著手機螢幕，小學年齡的孩子們則不停吵鬧。疲憊所帶來的渾沌開始發威，父母也漸漸失控。

一個戴著米老鼠耳朵的男子和妻子站在角落，雙手抱胸，兩人之間的對話急促而火爆。他們的兩個兒子就像所有的兄弟那樣，有效率地惹惱對方，推擠喊叫大笑著。但他們對父親的暴怒毫無準備。男子猛然轉過頭，扯下米老鼠的耳朵，丟到地板上。

「這是一生一次的難得經驗！」他大喊著，臉脹得通紅。「我們應該要留下一些家庭的難忘回憶！該死！」

我大笑了，直到胃開始疼痛，眼中也湧出淚水。我們要求的，不過是快樂的家庭回憶而已。

四十歲生日快到了，我準備好了。我又找出了以前的願望清單，並決定應該要來實現其他人的夢想（途中有時也順便實現自己的）。我規劃帶兒子和他的祖父母一起去荷蘭旅行，讓他看看祖母誕生的地方。我規劃去德州的谷景鎮參觀世界最大的線團（World's Largest Ball of String）。我預約了一間酒吧來舉辦高中同學會，並召集了一群人一起參加五公里賽跑，為大腸癌研究募款，甚至訂做了我們專屬的短袖上衣。

生日過後幾天，我坐在院子裡時，收到「沒有任何凱特被拋下」計畫的凱特們所傳來的訊息。這是一份臨床研究的結果發表，來自那位我拜訪過的名醫。我所聯絡過的大部分醫生，也包含卡特萊特醫生，都緊張地等待著這份結果，想知道受試患者的情況。我讀了第一頁。

大部分患者都死了。

10

未完成的大教堂

事實就這麼寫在紙上。有部分的患者免疫治療藥物生效，存活了下來；有許多則無效，最後死亡。也有些人被分配在控制組，無法接受免疫治療，於是癌症失控蔓延。我覺得自己像是在坐自由落體。卡特萊特醫生不是開過這樣的玩笑嗎？實驗室白老鼠。就像我們一樣嗎？

我把自己關在辦公室裡，拿出筆記型電腦，開始敲打鍵盤，眼淚不斷流下。這幾年來，我不斷探尋的深鎖著的真相，如今似乎終於拿到了鑰匙。深入探索臨床試驗的細節時，我找到了一個政府的線上資料庫。不知不覺，我已埋首研究了一整天。我總是覺得科學令人生畏，但我可以看出，歷史學的訓練讓我能建構出整個議題的架構，了解其中每個人的情況，以及我自己的經歷。

全世界大約有一百個臨床試驗的病例在進行，患者的狀況都和我差不多，因為我們的基因組成似乎最可能讓免疫治療生效。科學家努力想解開治癒我們的關鍵，希望能將這樣的知識應用在更廣泛的人口上。這是現代版的「太空競賽」，意圖治癒每一種癌症；假如成功，就能拯救上百萬條人命，並獲得數十億的收益。免疫治療的藥物必須先進行人體試驗，才能取得政府的販售許可，但其中的成本可謂天文數字。因此，負擔不起的醫院可以與資本額數十億的大型藥廠建立起「合夥關係」。

我打電話給臨床試驗研究、心理學和倫理學的專家，而他們解釋：臨床試驗並非提供傳統的醫療照護。一般的癌症患者會接受腫瘤科、放射科和外科醫生團隊的會診，為了他們的直接利益來規劃治療方式。你感覺如何？來看看掃描的結果，規劃下一步怎麼做。臨床試驗的受試者所擁有的選擇就少了許多，甚至可能為了研究本身，而面臨一些風險。雖然我一直知道，自己的治療會很艱辛、痛苦，甚至有死亡的風險，但我從未意識到，自己不算是患者，也沒有專門的醫生。我只是分配給科學家的「研究受試者」。

一直以來，我都希望能得到活下去的公式，而癌症的治療提供了最清楚不過的答案。遵守規則，遵守時間表，相信專家。微笑！你太幸運了！因此，我很感激自己能加入臨床試驗。在幾乎寸步難行時，我心懷感恩。在頭髮不再生長、小小的割傷都會連續流血好幾天時，我心懷感恩。我是表現良好而忠誠的病患。我曾經心懷感恩。

如今，我盯著自己蒐集到堆積如山的資料。各種統計圖與數據，都被整齊地整理成表格，量化了每一條人命。我找不到任何方式，來表達其中沉痛而龐大的損失。我的願望很簡單：我想為了兒子活下去。其中有多少參與者，需要更多時間和他們的孫子相處，或是和朋友們再次旅行？有多少人開始意識到，自己其實是用過即丟的？我可以看出來，研究報告中並未提到我們所做的事，也沒有寫到他們對我們做的事。

我四十歲時，世界突然面臨了難以想像的境遇[12]。全世界都受到致命疾病的襲擊，每個人都必須尋找掩護，而我們的理想生活暫時得被擱置。當我在疫情混亂中整理完所有臨床試驗的數據時，只能默默承受著新的體悟：我所承受的某些痛苦根本毫無意義。我越來越清楚地看見，人生根本不是一連串的選擇。大部分的時候，形塑我們經驗的都不是出於自己的選擇。像是癌症、背叛、流產、失業、心理疾病、新冠病毒。

所有飛往荷蘭的班機都取消了。高中同學會的時間得明年重新安排，我們還要等一段時間，才能面對面談笑，並把塔可餅傳來傳去。幾個月的時

[12] 編按：此處指的是 COVID-19 疫情。

間緩慢地過去，幾乎從每個可觀察的層面來看，我的家庭狀況都很低迷。我們被困在美國，無法回加拿大探望家人。我妹妹在加拿大生了一個女娃，我卻沒辦法抱抱她。我的免疫系統很脆弱，所以沒辦法進入雜貨商店，也無法冒險和朋友在戶外相聚。

這一切有種熟悉感，我覺得世界突然變得越來越小，時間越來越短暫。我的內心沉重，想著自己認識的每個人。或許有人需要這段時間來漫遊或休息、找到伴侶或重新開始，有人需要有機會見面或道別，不受限制地把握每個時刻。然而，我聽到的消息卻是凍卵、無接觸的生活、沒有喘息地在家學習，以及沒辦法就醫的身體狀況。告別式在線上進行，沒有實體的參與者，婚禮也無限期延期。我可以看出說不出口的恐懼：我們是否在虛度珍貴的時光？

一開始，美國中產階級似乎有著共同的決心：凡事都有好的一面。不用通勤所省下來的時間，可以讓全家人好好吃頓晚餐，或是進行拖延了許久的約會。許多人開始烘焙麵包，郊區的人則開始養雞和種植蔬菜。這些在社群網站上如雨後春筍般出現，展現了現代居家營造驚人的一面。把握當下、及時行樂！你買了健身器材！在車庫做重量訓練，雕塑出理想身材吧！數算你的恩典！活在當下！你不是一直想多花些時間和家人在一起嗎？

在讓世界停擺的疫情中，這一絲一毫的自主性都充滿吸引力。然而，無論我們多麼小心翼翼地規劃每一天，控制自己的情緒，試著活出最好的生活和更好的自己，都還是無法解決有限性這個難題。我們總是想要更多，需要更多。我們承受著各種不同的重擔，例如照顧他人或物質成癮、慢性疼痛或不確定的診斷、困境中的青少年或學習障礙的孩子、心理疾病或不健康的暴力關係。你的祖母可能在家中隔離了好幾個月，一個訪客都沒有。你的朋友可能被迫結束了自己的生意。醫生、護理師和前線工作者都像是防波堤那樣，感受著疾病每一波的狂潮。我以前的學生們現在是牧師了，都在醫院穿著防護衣進行臨終儀式。他們自願成為患者握住的最後一雙手，撫摸患者的頭。

流行病所彰顯出的真相，其實就是所有苦難的真相：世界上的痛苦並非平均分配。誰會承受最多？無家可歸者和監獄的囚犯、長者和兒童、病人和沒有健康保險的人、移民和需要社會福利的人、有色人種和性少數族群。所有日常生活中的惡——歧視、暴力、高利貸、非法驅逐和醫療剝削——都像巨石般輾壓著這些脆弱的人。我們每個人都在苦苦掙扎，承受著身體、心理、夢想和資源上的各種限制；於此同時，我們卻又背負著過高的期望，以為自己堅不可摧。這是美國所承受的殘酷苦難，因為美國文化相信著，一切都是可能的。

神啊，讓我看得清楚吧。我必須接受世界真正的樣子，或是突破真相：

我的生命是很脆弱的，其他人也是如此。

——

幾年前，在兩次回診之間，我決定和家人來一趟朝聖之旅，參觀世界七大自然奇觀之一的大峽谷。這值得寫在願望清單上。車子剛離開六十六號公路，我注意到一座被黃松環繞的小禮拜堂。附近幾英哩內都沒有城鎮。在好奇心的驅使下，我試著開門，發現門沒有鎖。於是，我試探性地走了進去。

裡面有個小型的祭壇，沒有暖氣，顯得十分粗糙簡陋。地板是鬆動的碎石，祭壇是由幾塊大石頭所搭建。祭壇前面，有幾張木頭長椅。夕陽的璀璨橘色餘暉從窗戶灑落，照亮了充滿塗鴉的牆壁。有些塗鴉已經褪色，有些則還很新。

我輕輕拂過祭壇上的黑色墨跡，以及柔軟木牆上的筆跡。幾乎每一寸都刻滿了文字。

我每天思念你。

請讓我的女兒恢復以前的模樣。

親愛的，你進入天堂了嗎？

海倫，我很軟弱，但你早就知道了。

我抬起頭。上百張紙條塞在梁柱和牆壁的縫隙間。有太多人墜入宇宙的縫隙，被渺小的悲劇所擊垮。我們試著打敗自己的限制和厄運，卻還是來到此處，對著深淵大聲喊出真相：人生讓人束手無策。

有人在這片虛無中搭建了紀念碑，而其乘載的情感已然滿溢。

我聽見身後的門打開，托班探頭進來。

「嗨？」他不確定地呼喚。

「喔，嗨。」我說著，從長椅之間探出頭。我躺在其中一張椅子上，仰望天花板散布的各種字跡。托班在我身邊坐下，一手溫柔地放在我頭上。

他抬起頭，看著天花板，我們沉默了一陣子。

「我以前都覺得，只有我們是這樣。」

「我也是。」我同意。

我們每個人都這麼活著，沒有任何保證、沒有公式，渴望著繼續前進的祕訣。

「你覺得會有人介意我也寫些什麼嗎？」我很快地問。

托班挑眉，看了看我們四周混亂的筆跡。

「那麼給我些隱私吧。」我微笑著回答，並從筆記本上撕下一角，拿出筆。

我寫了一句話，爬上長椅，把紙條塞到我所能搆到的最高處。

「你寫了什麼？」當我們回到車上時，托班好奇地問。

「是布斯老師以前常說的話。」我回答。我喜歡回想他站在黑板前，帶領我們進入艱深的數學問題。他跟每個好老師一樣，都染上了過度相信人性的症頭。

Dum spiro spero。他會這麼說。

只要活著，就有希望。

——

老爸最大的失敗，就是在檔案櫃般的辦公室待了四十年。劍橋大學出版社的編輯來信，短短的篇章卻諷刺意味十足地通知他，他的博士論文拖延太久，已經不需要寄來了。這本來應該會是他的第一本著作，耗費了十年的辛苦研究，也會是他脫離兼任教師地獄的梯子。然而，你永遠不會知道書什麼時候能完成，而抑鬱的內心或許也不一定在乎。

老爸雖然痛苦，但接受了自己的失敗，似乎還有點鬆了口氣。接著，他把自己和那封信一起鎖在書房裡。

「但最近我一直在想，」某天，老爸在電腦前打趣地說。他正坐在書房的椅子上，四周圍繞著大量歷史人物的搖頭公仔收藏，以及凌亂的紙張。「我發現自己未出版的博士論文還是常在學術作品中被引用，於是我開始調查。而且，你看，這段時間以來，關於十六世紀反抗理論的歷史研究幾乎沒什麼新發展……」

「那麼，你何不聯絡牛津大學出版社呢？你將能凱旋回歸學術殿堂，還帶著世界上最棒的書！他們會把書稿寄給一些教授做同儕審查，但除此之外……」

「同儕嗎，凱特？」他在旋轉椅上轉身，享受著其中的戲劇性。「你真的覺得我有同儕嗎？」

我大笑：「好吧，我懂你的意思。或許現在是時候……」

「是啊，」他點頭。「是該完成的時候了。」

我在聖誕節時收到了作者親簽的書。老爸自費出版了這本書，封面是姊姊美麗的水彩畫作。

「你在七十歲時出版了自己的博士論文，」我打電話給他，一邊欽佩地翻閱著這本書。「啊，我注意到你說其他學者是『學術產業中勤奮不懈的無人機』。」

他輕笑著說：「我說我會進步，但沒說這本書是完美的。」

其實這些都是微不足道的決定。但任何決定不都是如此？決定再試一次。決定重新站起來。決定再次相信別人。決定在有限的時間中，努力去愛更多人。

終有一天，我們不再需要希望，不再需要勇氣。時間本身會一鞠躬下台，而上帝會帶領我們進入永恆。沒有痛苦，沒有疾病，沒有電子郵件。

在這之前，我們都困在自己美好又恐怖的有限性中。我們的生活中有著八卦和小爭執，我們會厭惡自己，我們不想查看語音訊息。我們會離婚，會虛度光陰，也會心碎。我們的羈絆無比柔軟，是笑聲，是寵物，是跟朋友的促膝長談。透過上帝無條件的愛，以及帶給我們歸屬感的社群，將我們牽連在一起。而我們並沒有特別迷人之處，儘管有時會表現出驚人的寬宏大量。

我們沒有失敗，是多麼幸運啊。我們的人生不是需要被解決的問題。我們能擁有意義、美麗和愛，但這些卻都不是最終的答案。

我回想起朋友理查在布道之前，白色的禮拜袍像是曬衣繩上的衣服那樣飄動。當我們走向草皮上排列的折疊椅，夜晚的空氣帶著幾分冷冽。我們準備參加的禮拜預計在黎明破曉時刻展開。

「基督復活了。」

一個聲音呼喊道，而我們不假思索地回應：「祂真實地復活了。」

理查對我微笑，而我在人群中無視禮儀地對他揮手。我們好久以前就放棄了禮儀，或許在教職員組織的李歐納・柯恩（Leonard Cohen）[13]翻唱樂團練習時已有跡象，但在我們相繼診斷出癌症時又更加明顯了。他結束

[13] 譯註：李歐納・柯恩，加拿大創作歌手、音樂人、詩人及小說家。

了令人敬重的學術生涯，而我的生涯卻才剛起步。我們開始同行，在醫院四周散步、在花園中散步。當我們漫步時，會回顧一些最根本的事物：我們最初是如何計畫永生的；永生的應許如何將希望永遠擺在我們面前；能夠保有我們美麗的秀髮，是多麼感到鬆了一口氣。

但真正的問題永遠是：我們現在該如何活下去？耶穌過去為我們所做的事——愛我們、拯救我們、賜予我們未來——就在我們的身後，也在我們的前方。我們曾經被救贖，也將會得到救贖。然而，當今的我們不再是年輕的信仰者，或是復活的軀體。我們正處於飽受風霜的中年或疲憊衰弱的晚年。

理查清晰的聲音傳過整個草坪。「藉著祢的復活，祢使死者復生，將我們從死亡帶領向生命。」

我的手環繞著查克的肩膀，讓他嬌小的身子向我靠得更近，埋進我的大衣裡。每次看著理查時，我總會感受到同一股近乎荒謬的驚奇。他似乎讓我預見何謂復活。他活了下來，完成更多本巨著，和孫子們玩耍，甚至錄製了一些自己創作的音樂。

我如今清楚看見，時間真的是個迴圈。我們被困在回不去的過去，以及不確定的未來之間。活在當下需要勇氣，我們身處在期望和現實之間。我們太快地相信，世間再無新鮮事可以期待。然而，看啊，李歐納・柯恩又要推出新歌了！哈利路亞！

禮拜準備開始，但當理查開口傳道前，他停頓了片刻，深呼吸，看著閃閃發亮的樹梢。他的嘴角透出了苦澀的驚喜，似乎很訝異太陽又再次升起。

—

當全球疫情結束時，我想再次造訪位於葡萄牙中部的大教堂。我與它的初次相遇，是隨著我父母參加一趟奢華的全球航行。那是稱為「海上學堂」的計畫，參與的教授們在沒有太多課堂學習的情境下，教導學生。我們在南非、塞席爾共和國和巴西都有停泊，爸媽吸收了各種文化的細節（烹飪課！騎駱駝！跳騷莎舞！），學生則在每個港口接受飲酒應當有所節制的簡短訓話。當船停靠在葡萄牙的里斯本時，托班和我決定上岸參訪，來慶祝結婚紀念日。

我們花了一天到內陸旅行，朝聖葡萄牙天主教最雄偉的建築——巴塔利亞修道院。我一個人沿著石板長廊探索，在進入主禮拜堂之前，先駐足欣賞了壯麗的庭院。

我注意到老爸通過前方的拱門。他轉身從另一側欣賞著，雙手抱在胸前。我走到他身旁，仰頭將整個拱門盡收眼底。

「很糟糕，對吧？」他興味盎然地說，然後我們都放聲大笑。

「那些……是鳳梨嗎？」我一邊靠近檢視，一邊問。事實上，還真的是鳳梨。上百個石雕的鳳梨。牆壁上的每個梁柱間，都有著石雕的臉譜、花朵和石刻的格紋，看起來就像蜘蛛網一樣。每一吋的石面上，似乎都排滿了迷你的石雕，總數以千萬計。

「確實是。眾所周知的事，晚期的哥德式建築特別喜歡把任何東西都加上各種意味不明的東西，但葡萄牙人在這方面更是多多益善。」他愉快但難以苟同地搖搖頭。葡萄牙艦隊從新大陸帶回了許多好東西，並用香料貿易的利潤蓋了許多華麗的教堂。很快的，里斯本的聖壇都鑲上了太大量的黃金，以致於必須將大理石地板重新強化，才能支撐起黃金的重量。

「這裡看起來像是被轟炸過，」我思考了一下後說道。「我們來看看葡萄牙人還能毀掉什麼吧？」說完，我拉著老爸走到下一個禮拜堂。

在這個區塊，黃色的石材構成了寬敞的八角形禮拜堂，每一面都是拱頂，並有著驚人的裝飾。這個禮拜堂的風格浮誇、美麗，但又顯得有些荒謬。

「噢，太完美了！」附近有個聲音呢喃道。是一位年長的男士，脖子上掛著雙眼望遠鏡，白色的襪子高高拉到小腿肚。他興奮地踱步，看著建築的每一面。「噢，噢，噢，這實在是太完美了。」

我慢慢橫越禮拜堂，試著理解地板上的花紋。此時，一個巨大的影子靠近。我警覺地抬頭。一片雲從頭頂飄過。

「這是……」

「這永遠不會完成，親愛的，」老人對我微笑。「很美妙，不是嗎？」

他指著頭頂。原本應該是天花板的地方，卻是敞開的天空。七個國王見證這座禮拜堂的建造，並在牆內葬送了自己的王朝。然而，沒有人活著建完它。

「故事是這樣的，聽說建造的計畫實在是拖得太久，到最後人們直接放棄了完工的想法。但這樣做其實更好。」老人這麼下了結論。他跟著我的腳步，彷彿我們是多年老友。

「什麼意思呢？」我問。

「你不明白嗎？是我們啊！我無法想像還能用什麼更完美的方式表達我們的生命，」他對我綻放笑容。「我長途跋涉來見證這座教堂。我們永遠不會完成，親愛的。即便我們結束了，也永遠不會完成。」

在亢奮過後，他似乎有點疲倦，於是我們停了好長一段時間，讓他消瘦的身子可以靠著一根鳳梨柱子休息。老爸加入我們，在他開口表達不滿和批判之前，我先發制人。

「老爸，我的新朋友正在告訴我，他多麼喜歡這座禮拜堂。」

「真是傑作。」老人肯定道。他摘下帽子，露出一頭白髮，並從口袋裡掏出手帕，擦拭他的雙眼。

我們四下環視了許久，什麼也沒說。

夕陽西下，老人開始出現久站的疲憊。我們提議陪他出去，路途中在一些長椅上停下來休息。「真是令人興奮啊。」告辭時，他這麼說，並對我們行了個摘帽禮。

「我一直在想……」我慢慢地說。但老爸早就知道我想表達什麼。

「是啊，」他同意道，並且看了大教堂最後一眼。「美好得毫無必要，不是嗎？」

我們所有的傑作，都很荒謬。我們所有的努力，都沒有必要。我們所有的工作，都未完成，永遠無法完成。但我們做得也夠多了，只要開始去做，亦算是一種完成。

這樣想會更好。

致謝

生命的有限性對於我們所愛的人來說格外痛苦，而不幸的是，我深愛著太多人。這些是我故事裡的英雄們：托班和查克，謝謝你們讓家裡充滿快樂，永遠愛你們。凱倫、艾咪和瑪麗亞，你們是我的守護者，是我寫作上的夥伴，謝謝你們給了我歸屬的地方。卡洛琳、柯里、路克、威爾、史蒂芬、蕾西、西亞、莉亞、莎拉．麥克賀，你們的禱告幫助我度過一切。

撐過這場疾病後，讓我的人生不再只是得過且過，而是美麗迷人。感謝我在杜克大學神學院的強大團隊「Everything Happens Project」。潔西卡．李奇，你讓我的每一天都更美好，假如沒有你，這一切都不可能成真。哈莉葉．普德曼，少了你，我們就不再完整。戴夫．歐登、A.J. 華頓和莎拉．洪斯坦，你們的才華讓一切閃耀。也謝謝我的 podcast 節目 Everything

Happens的來賓們，你們是每週發生在我身上的最好的事情。

西拉里．瑞德曼和克莉絲蒂．弗萊契，謝謝你們總是相信我，你們讓我成為更好的自己。感謝蘭登書屋出版社的團隊，願意相信我這個病重又悲傷的大學教授。特別感謝喬爾，你的喊叫提升了我的自尊。我本來想把你的名字放在獻詞上，但我知道你肯定對此會有意見。

附錄

我們聽過的陳腔濫調，以及我們需要的實話

一般說法	更複雜的真相
列個願望清單吧	人生永遠不會完成，即便在生命結束時也是
把握當下、及時行樂！	我的意思是，是的，除非你需要小睡片刻
每件事的發生都有理由	我們必須學習帶著勇氣面對不確定性
學著放手，交給上帝	上帝愛你，但不會幫你報稅
活在當下	我們會在過去、現在和未來間切換，一定有我們的理由
沒有遺憾	面對過去其實是面對未來的一部分
讓每一分鐘都有意義	人生無法預測。你只是個人，不是專業會計師

每個人都在盡力而為	這事還尚無定論
沒有什麼是白費的	我們每天都在失去。這就是為什麼我們永遠不會擁有足夠的愛、朋友和碳水化合物
凡事都有可能	不如這麼問：今天有什麼是可能的？
你堅不可摧	人生讓人束手無策